JN029276

実践リハビリテーション・シリーズ

脳卒中の機能評価
SIASとFIM
［応用編］

千野 直一／椿原 彰夫／園田 茂
道免 和久／山田 深／大高 洋平 編集

金原出版株式会社

■ 編　集

千野　直一　　慶應義塾大学名誉教授
椿原　彰夫　　川崎医療福祉大学学長・川崎医療短期大学学長
園田　　茂　　藤田医科大学七栗記念病院病院長
道免　和久　　兵庫医科大学リハビリテーション医学教室主任教授
山田　　深　　杏林大学医学部リハビリテーション医学教室主任教授
大高　洋平　　藤田医科大学医学部リハビリテーション医学 I 講座主任教授

■ 執　筆

井出　　大　　NPO 法人東京多摩リハビリ・ネット
川上　健司　　藤田医科大学七栗記念病院リハビリテーション部主任
園田　　茂　　藤田医科大学七栗記念病院院長
椿原　彰夫　　川崎医療福祉大学学長
道免　和久　　兵庫医科大学リハビリテーション医学教室主任教授
中野美穂子　　医療法人社団永生会永生病院看護部
橋本　泰成　　兵庫医科大学病院リハビリテーション科
花田　恵介　　医療法人穂翔会村田病院リハビリテーション部
宮﨑　彰子　　川崎医科大学附属病院リハビリテーションセンター療法士長
和田恵美子　　社会医療法人近森会近森リハビリテーション病院院長
渡辺　恵子　　川崎医科大学附属病院回復期リハビリテーション病棟看護副師長
渡邉　　誠　　藤田医科大学七栗記念病院リハビリテーション部係長

はじめに

『脳卒中の機能評価 SIAS と FIM［基礎編］』（以下，「基礎編」と略す）が 2012 年に出版されてから，約 8 年の歳月が過ぎました。その間，我が国においては，脳卒中をはじめとするリハビリテーション医学・医療の治療効果に関して，科学的な機能評価法が強く求められるようになりました。高齢・少子化による医療介護費用の増加が年々問題視されており，リハビリテーション医療による治療効果の客観的なエビデンスを示すことが診療報酬制度の中に盛り込まれたことも，その要因の一つと言えます。そこで，リハビリテーション医療関係者がより正確に機能評価を行えるよう，本書，『脳卒中の機能評価 SIAS と FIM［応用編］』（以下，「応用編」と略す）を発刊することといたしました。

脳卒中機能評価法（SIAS：Stroke Impairment Assessment Set）ならびに，機能的自立度評価法（FIM：Functional Independence Measure）の基礎的内容と歴史的経緯については，既に「基礎編」に詳細に述べられており，「応用編」では概略を記載することにとどめ，実践的かつ科学的な内容といたしました。また，機能障害の評価法である SIAS，能力低下の評価法である FIM ともに，その有用性は，我が国での『脳卒中治療ガイドライン』の初版（2004）から最新版（2015）にも取り上げられています。脳卒中治療法と合わせて，SIAS と FIM の評価内容の改変や進展を記載することも，重要なことと考えました。

本書「応用編」では，SIAS に関しては「基礎編」に掲載しなかった機能評価法としての信頼性・妥当性の検証について詳細に記しております。さらに，Brunnstrom Stage や Motricity Index などの機能評価法との比較，SIAS を使用して検討されたリハビリテーション医療による治療効果など，最新の研究業績をまとめております。

ご承知のように，FIM は米国ニューヨーク州立大学バッファロー校の UDS（Uniform Data System）から，1987 年に初版が出版されました。1994 年の第 4 版から知的財産権が設定されましたため，我が国では第 3 版を使用しています。FIM の採点基準に関しては，ADL の評価項目や採点基準（1 点～7 点の採点）には修正や変更を許可しないことを UDS から求められていました。そこで，私たちは倫理的観点から UDS の方針を遵守し，我が国における評価の具体的方法の統一を計る目的で，2009 年から毎年 1 回，FIM 意見交換会（現在，リハビリテーション機能評価研究会ならびに ADL 評価法 FIM 講習会意見交換会）を開催しております。事務局は，兵庫医科大学リハビリテーション医学教室に設置いたしました。

一方，米国では 2002 年に，高齢者・障害者向け公的医療保険制度（Medicare）による入院費算定で，FIM が採用されることとなりました。従来の能力評価方法との整合性を図る観点から，UDS は一部の FIM 項目（トイレ動作，歩行など）の評価に 0 点（患者が ADL で「していない」項目に適応）と記載するという軽微な変更を行ったと伺っております。当然のことながら，我が国で使用している FIM の採点基準に変更を加えることは認められません。しかしながら，30 年近い FIM 利用の検討の歴史から，日本の生活環境に合わせて FIM 評価法に微細な改変を行うことも検討中です。本書では，ADL 評価法 FIM 講習会意見交換会の意見を踏まえて，多くの方々が疑問に感じている評価の具体的方法について，わかりやすく解説しております。

　以上のような経緯をもとに，本書「応用編」では，第 1 章：脳卒中機能評価法（SIAS）の応用，第 2 章：機能的自立度評価法（FIM）の応用，第 3 章：機能的自立度評価法（FIM）Q&A，第 4 章：機能的自立度評価法（FIM）採点例の 4 章に分けて記載いたしました。

　本書「応用編」が「基礎編」と同様に，我が国のリハビリテーション医療に携わる医師，理学療法士（PT），作業療法士（OT），言語聴覚士（ST），看護師，介護福祉士（CW）のみならず，脳卒中の治療と介護を担当する医療福祉専門職の方々に利用していただければ幸いです。

　2020 年 5 月

編著者を代表して　千野 直一

目次

1 章. 脳卒中機能評価法（SIAS）の応用

2 章. 機能的自立度評価法（FIM）の応用

3章. 機能的自立度評価法（FIM）Q&A

4章. 機能的自立度評価法（FIM）採点例

1 章

脳卒中機能評価法（SIAS）
の応用

1-1 SIAS の概要と特徴[1]

1-1-1 SIAS の概要

SIAS（Stroke Impairment Assessment Set）は，1989 年にニューヨーク州立大学のバッファロー校で開催された Buffalo Symposium での提言「Descriptive Variables for the Classification of Stroke Impairment（脳卒中機能分類のために記述すべき項目）」に基づいて，筆者らが作成した脳卒中の機能評価セットである[2]。SIAS は 9 種の機能障害に分類される 22 項目からなり（図 1-1），脳卒中の多面的な機能障害を適切に評価すべくさまざまな工夫が凝らされている。

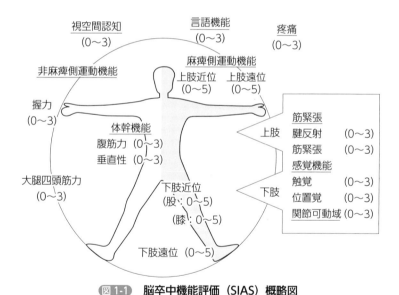

図 1-1　脳卒中機能評価（SIAS）概略図

（千野直一，他（編著）：脳卒中の機能評価 SIAS と FIM ［基礎編］．金原出版，2012. より引用）

SIAS の特徴

　SIAS の第 1 の特徴は，脳卒中で障害される頻度が高い機能を総合的に評価する総合評価法であることである。具体的には，麻痺側の機能として運動機能，感覚機能，筋緊張，関節可動域，体幹機能，そして，非麻痺側（運動）機能，皮質機能として言語機能と視空間認知，さらに全体に関わる疼痛を含み，全項目を評価することで，大まかに脳全体の機能が評価できるように作成されている。

　第 2 の特徴は，信頼性と妥当性が検証されていることである。後述するが，SIAS は十分な検者間信頼性を有し，他の評価法との比較においてもすべての項目において妥当性を有していることが証明されている。また，予測妥当性や合計点の利用の有用性についても検証がなされている。

　第 3 の特徴は，どの評価項目も簡便に作成してあるため，繰り返し評価できることである。医師が車椅子の患者を前にして，1 人で簡単に評価できることを想定しており，車椅子からベッドに移乗するなどの手間がかからない。また，1 つの課題を行えば 1 つの数字が決まる 1 項目評価（single-task assessment）で作成されており，全項目を評価しても 10 分程度で終了し，慣れれば 5 分程度で評価できる。

　第 4 の特徴は，麻痺側運動項目の評価として，共同運動と徒手筋力テスト（Manual Muscle Testing：MMT）の概念の両方を取り入れたことである。中枢性麻痺は「質的変化」であるから量的（間隔）尺度である MMT を用いてはならないとの議論がかつてあったが，筆者らは麻痺の量的な側面も無視することはできないと考え，両者を折衷した方法で，かつ採点に迷うことのない課題を考案した。

　脳卒中における機能障害を包括的かつ簡便に評価できる SIAS は，忙しい日々の臨床での使用に適しており，『脳卒中治療ガイドライン 2015』[3]にも「汎用され，信頼性・妥当性が検証されている評価尺度」の一つとして推奨（グレード B）されている。

　また，SIAS のさらに優れた点は，臨床現場での使用はもちろんのこと，そのまま研究用の基礎データとしても利用できることにある。『脳卒中の機能評価 SIAS と FIM ［基礎編］』[1]では臨床における SIAS の使用法について解説したが，本章ではその応用として，SIAS の研究への利用について述べたい。

　脳卒中におけるリハビリテーション医学研究の重要なテーマとして，①機能障害の回復あるいは変化，②機能障害と能力低下との関係，③機能障害による能力低下の予測，④能力低下の変化あるいは予測がある（図1-2）。これらを検討するにあたり，機能障害をどのように記述するかが，かつて大きな問題であった。なぜなら，適切な評価法によって機能障害を記述しなければ，機能障害の重要な変化を検出できなかったり，機能障害と能力低下との関係について誤った結論を導くことになってしまうからである。SIAS はこのような問題の解決を目指して作成された評価法であり，脳卒中の機能障害について，より科学的な研究を行ううえで，きわめて有用である。

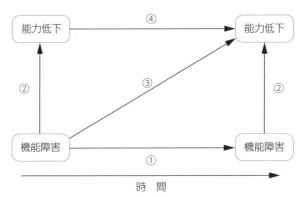

図1-2　脳卒中リハビリテーション医学における研究テーマ
① 機能障害の回復過程の研究
② 機能障害と能力低下との関係およびその経時変化
③ 機能障害による能力低下の予測
④ 能力低下の変化あるいは予測
(千野直一, 他：脳卒中患者の機能評価 SIAS と FIM の実際. シュプリンガー・ジャパン, 1997. より引用)

1-2-1　SIAS の信頼性・妥当性の検証

　SIAS が研究利用にも適しているのは，脳卒中による機能障害を簡便かつ多面的に捉えられることに加え，信頼性・妥当性が既に検証されていることによる。信頼

性とは「測定値に測定誤差を含まずに真の値を測定する程度」であり，一言でいえば「評価の安定性」である。妥当性とは「尺度が目的とした構成概念を測定している程度」を意味し，一言でいえば「本当に測りたいものを測っているか」ということである。これらが不十分な評価法を用いた研究は，評価値が時々によって変わり，かつ測りたいものを測っていないことになり，科学的とは言いがたい結果を導くことは容易に想像できる。その点 SIAS は両者が既に検証されており，安心して研究に用いることができる。本項では SIAS の信頼性・妥当性を検証した研究を紹介したい。

■ 検者間信頼性の検証

SIAS における 9 種の機能障害のうち，まず麻痺側運動機能，筋緊張，腱反射，非麻痺側運動機能について述べる。筆者らは，発症後 4 カ月以上経過した入院脳卒中患者 20 名を対象に，同一時期（24 時間以内）に，同一患者を異なる 2 人の医師が別々に評価することで検者間信頼性を検討した[5]。得られたデータを完全一致率（2 人の評価が完全に一致した率）および，完全一致率から偶然の一致を除いた weighted κ を用いて検討したところ，完全一致率は麻痺側運動機能で 0.650～0.900，筋緊張と腱反射で 0.600～0.850，非麻痺側運動機能で 0.700～0.842 となり，weighted κ は麻痺側運動機能で 0.854～0.978，筋緊張と腱反射で 0.538～0.927，非麻痺側運動機能で 0.500～0.771 であった。weighted κ は 0.41～0.60 が moderate（中等度の一致），0.61～0.80 が substantial（かなりの一致），0.81～1.00 が almost perfect（ほぼ完全な一致）と解釈するが[6]，この観点から，SIAS の麻痺側運動機能，筋緊張，腱反射，非麻痺側運動機能は高い検者間信頼性を示したといえる。

感覚機能，体幹機能，関節可動域，高次脳機能，疼痛については，園田が入院脳卒中患者 46 名を対象に同様の検証を行っている[7]。異なる 2 人の医師が同一患者を 2 日以内に別々に評価したところ，完全一致率は 0.54～0.85 を，weighted κ は疼痛と体幹機能（垂直性）を除いて 0.49～0.87 を示した。以上から，SIAS の感覚機能，体幹機能（腹筋），関節可動域，高次脳機能についても高い検者間信頼性が確認された。

Weighted κ が比較的低値であった疼痛，体幹機能（垂直性）項目であるが，完全一致率は 0.54，0.74 と高く，これらの項目では得点が満点である 3 点に偏って weighted κ の低値をきたしやすくなっていた。特に疼痛は日内変動，患者の我慢強さなどの背景を知ることで信頼性の高まる項目であり，初めて患者に接することの多い検者間信頼性の検討では低値になりやすい項目と考えられた。

■ 妥当性の検証：他の機能評価法との比較

次に，既に確立された既存の機能評価法との比較によって，SIAS 評価項目の妥当性を検証した結果を紹介する。

まず SIAS の麻痺側運動機能について，筆者らは 77 名の入院脳卒中患者を対象に MMT を利用した Motricity Index（肩外転，肘屈曲，pinch grip，股屈曲，膝伸展および足背屈筋力）[8] ならびに Brunnstrom Stage[9] と比較評価した[5]。2 変数間の相関の強さを表す Spearman の順位相関係数を用いて検討したところ，SIAS の麻痺側運動機能と対応する各 MMT との相関係数は 0.727～0.998，Brunnstrom Stage との相関係数は 0.710～0.939 であった。Spearman の順位相関係数は 1 に近いほど正の相関が強いことを意味する。このことから，SIAS の麻痺側運動機能評価の妥当性が示された。

また，筋緊張の項目は，信頼性が確かめられている Modified Ashworth Scale[10] と，腱反射の項目は，従来の神経学的検査法（反射消失，減弱，正常，軽度亢進，中等度亢進，著しい亢進を順序尺度とみなし，順に 1～6 点を割り当てた 6 段階評価法）と比較した結果，SIAS の筋緊張と Modified Ashworth Scale との相関係数は 0.948～0.949，SIAS の腱反射と神経学的検査との相関係数は 0.851～0.884 で，いずれも妥当な項目であることが示された（表 1-1）。

残りの評価項目では，SIAS 特有の手法を用いている体幹機能，視空間認知項目の妥当性が検証されている[7]。

体幹機能については，脳卒中片麻痺患者 58 名を対象に，SIAS 腹筋項目として予備的に用いていた 45 度後屈座位での腹筋筋力測定（45 度法）に加え，30 度後屈座位での同様の起き上がり（30 度法），背臥位で行う腹筋徒手筋力検査[11] を施行した。さらに比較として大腿骨頚部骨折後などの非片麻痺患者 16 名にも同様の測定を行い，臥位をとらずに腹筋力測定を行うことの適否を検討したところ，45 度法，30 度法とも相関係数 0.67 程度の良好な相関を示し，徒手筋力検査に代わり得ると考えられた。しかし，非片麻痺患者において 30 度法は 0.56 とやや低い相関に留まった。また，30 度法は 0 点，1 点の分布が少なく患者の変化を捉えにくい側面があり，結果として SIAS の体幹機能項目は 45 度法を用いるのが望ましいと考えられた。

テープ（50 cm）二等分法を用いる SIAS の視空間認知項目は，39 名の右脳障害患者を対象に，多数の論文で視空間認知検査として使用されてきた線分（20 cm）二等分検査[12] と比較した結果，0.45 程度の有意な順位相関を有することが示されている。線分二等分が中点より 3 cm 以上ずれた例においては，SIAS

表1-1 SIAS 麻痺側運動機能（SIAS-M），筋緊張（SIAS-tone），腱反射（SIAS-DTR）と，対応する他の評価法との比較

(a)   (N=77)

SIAS-M	MMT	Brunnstrom Stage
上肢近位	0.890（肩） 0.871（肘）	0.851（上肢）
上肢遠位	0.889（手指）	0.939（手指）
下肢近位（股）	0.848（股）	0.710（下肢）
下肢近位（膝）	0.727（膝）	0.790（下肢）
下肢遠位	0.998（足）	0.820（下肢）

(b)   (N=20)

		Modified Ashworth Scale
SIAS- tone	上肢	0.949
	下肢	0.948

(c)   (N=20)

		神経学的検査による DTR
SIAS- DTR	上肢	0.884
	下肢	0.851

a. SIAS-M 各項目と Motricity Index の定義に従って測定した対応する MMT，および Brunnstrom Stage との比較を，Spearman 順位相関係数で示した。直接対応する項目がない肘の MMT は SIAS-M 上肢近位と，下肢 Brunnstrom Stage は下肢 SIAS-M 各項目と比較した。

b. SIAS-tone（筋緊張）と Modified Ashworth Scale との Spearman 順位相関係数。ただし，Ashworth Scale では筋緊張低下を評価しないため，SIAS-tone の IB（筋緊張低下）は 4 とみなして比較した。

c. SIAS-DTR（腱反射）と神経学的検査による DTR との Spearman 順位相関係数。(b) と同様に，IB（反射消失〜低下）を 4 とみなして比較した。

（道免和久：リハ医 32：113-122, 1995. より引用）

は必ず 1 点以下であり，線分二等分で検出し得る視空間失認は SIAS の項目で検出可能であった（表1-2）。

■ 妥当性の検証：ADL との関連性

　SIAS で測定された機能障害が，ADL と相関しているのかも重要な観点である。なぜなら，何ら ADL に影響しない機能障害をいくら測定しても，臨床的な意義に乏しいからである。

　筆者らは発症 4 カ月以内かつ 2 カ月以上のリハビリテーション治療を終了した脳卒中患者 99 名を対象に，SIAS 各項目と関連する ADL との関係を検討した[5]。上肢に関しては，SIAS の上肢遠位テストである手指テストと，麻痺側上肢実用度（手提げを吊るす，机上の紙をおさえる，湯のみを口に運ぶ，本のページをめくる，

表 1-2 SIAS 視空間認知項目

(a) テープ二等分と線分二等分との相関
（Spearman の順位相関係数）

	例数	線分二等分
右脳障害	39	−0.453
左脳障害	30	0.011
合計	69	−0.331

(b) テープ二等分と線分二等分のクロス集計

		SIAS：視空間認知			
		1点	2点	3点	合計
線分二等分㎝	0 ≦	3	3	16	22
	1 ≦	3	3	3	9
	2 ≦	1	1	0	2
	3 ≦	2	0	0	2
	4 ≦	0	0	0	0
	5 ≦	2	0	0	2
	6 ≦	0	0	0	0
	7 ≦	1	0	0	1
	8 ≦	1	0	0	1
	合計	13	7	19	39

（園田茂：リハ医 32：123-132, 1995. より引用, 一部改変）

の 4 つの動作のうち可能な項目数）の比較，下肢に関しては，SIAS の下肢麻痺側運動機能，非麻痺側運動機能と 10 m 歩行速度，および機能的自立度評価法（Functional Independence Measure：FIM）の移動・移乗 5 項目（ベッド移乗，トイレ移乗，浴槽移乗，歩行/車椅子，階段）との比較を行った。

上肢遠位テストと麻痺側上肢実用度との相関係数は，0.819 と高い相関を示した。同じ患者群に対し，麻痺側握力と麻痺側上肢実用度で同様の比較を行うと，相関係数は 0.823 と高い相関を示したものの，上肢遠位テストで 2 点以下の例に，麻痺側上肢実用度の 4 動作がすべて可能な例は存在しなかったのに対し，麻痺側握力では 5 kg 未満でも全動作とも可能な例がみられた。この結果は，手指機能回復の指標として SIAS の上肢遠位テストは，麻痺側握力より優れていることを示唆している（図1-3）。

下肢に関しては，歩行速度と下肢麻痺側運動機能との相関係数は 0.529〜0.618 で，非麻痺側運動機能との相関係数は 0.335〜0.580 であった。FIM 移動・移乗 5 項目と下肢麻痺側運動機能との相関係数は 0.530〜0.640，非麻痺側運動機能との相関係数は 0.351〜0.436 であった（表1-3）。以上より，SIAS の上肢遠位テストや下肢麻痺側運動機能は ADL とも高い関連性をもっていること，また，単純相関でみる限り，非麻痺側筋力も歩行速度や ADL と関連する項目である可能性が示唆された。

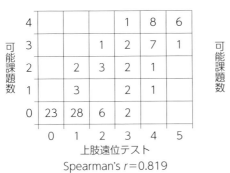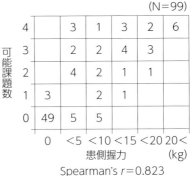

(N=99)

図1-3　手指機能と麻痺側上肢実用度との関係

上肢遠位テストが2点以下の例で麻痺側上肢動作4項目（手提げを吊るす，机上の紙をおさえる，湯のみを□へ運ぶ，本のページをめくる）すべての課題を遂行できる例はない。しかし，麻痺側握力が5kg未満でも3例において全項目を遂行可能であった。

(道免和久：リハ医 32：113-122, 1995. より引用，一部改変)

表1-3　麻痺側運動機能（SIAS-M），非麻痺側運動機能（SIAS-US）と歩行速度，移動・移乗ADL（FIM-L）との関係　（N=99）

	Spearman 順位相関係数	
	歩行速度	FIM-L
SIAS-M		
下肢近位（股）	0.614	0.635
（膝）	0.618	0.640
下肢遠位	0.529	0.530
SIAS-US		
握　力	0.335	0.351
大腿四頭筋力	0.580	0.436

(道免和久：リハ医 32：113-122, 1995. より引用，一部改変)

■ 妥当性の検証：間隔尺度との比較

　SIASは機能障害の程度を0〜5点あるいは0〜3点という整数によって表現する順序尺度を用いた評価法であるが，これを所要時間や角度という間隔尺度と比較検討することで，SIASの項目の併存的妥当性を示した研究もある。

　堀田らは，発症4カ月以内の入院脳卒中片麻痺患者を対象に，SIAS麻痺側運動機能評価のうち上肢近位テストである膝・口テストと，下肢近位テストである膝伸展テストの妥当性を，間隔尺度との比較によって検証している[13]。

上肢近位テスト 3〜5 点の患者 50 名を対象に，同じ動作を麻痺側・非麻痺側で 10 回ずつ行い，それに要した時間を計測し，非麻痺側/麻痺側の時間比と上肢近位テストの得点との関係を検討している。また，同様の検討を下肢近位テスト（膝）3〜5 点の患者 69 名に対しても実施した。SIAS の麻痺側運動機能評価の 3〜5 点は，課題を遂行する際のぎこちなさやスピードにより点数が規定されており，実際に測定したスピードと SIAS の点数の相関が高ければ内容に妥当性があることになる。

　上肢近位テストが 3 点の患者群における非麻痺側/麻痺側の時間比の平均は 0.15，4 点では 0.38，5 点では 0.66 で，Spearman の順位相関係数は 0.826 と強い相関を示した。下肢近位テスト（膝）で得点 3 点の患者群における非麻痺側/麻痺側の時間比の平均は 0.16，4 点では 0.31，5 点では 0.61 で，相関係数は 0.817 とこれも強い相関を示した（図 1-4）。

　また，同じ患者群から 100 名を対象に，SIAS の感覚機能項目として下肢位置覚の妥当性も検討されている。仰臥位にて，麻痺側の足をベッドから離さないようにして，麻痺側の膝を他動的に 45 度または 90 度屈曲位に動かす。閉眼したまま非麻痺側膝関節を反対側と同じ角度にするよう指示し，その際の非麻痺側膝関節角度を測定した。呈示角度との差の絶対値が 5 度以下の症例とそれ以上の症例に分け，SIAS 下肢位置覚の得点との関係を検討した結果，膝関節角度 45 度，90 度いずれにおいても，下肢位置覚の得点が高いほど膝角度の差の絶対値が小さい症例が有意に多いことが示された（表 1-4）。

■ 反応性の検証

　反応性とは，「測定された構成概念における時間による変化を検出する程度」，いわば変化量の妥当性のことであり，尺度特性において信頼性・妥当性と並ぶ重要な要素の一つである[14]。経時的な変化の検出度合を，SIAS と他の機能評価法とで比較した結果を示す。

　筆者らは，入院脳卒中患者 24 名を対象に，SIAS の麻痺側運動機能と Motricity Index，Brunnstrom Stage を用いて，発症後 4 週以内に初回評価，4〜8 週の間に中間評価，8 週以降に最終評価を行い，得られた結果のうち SIAS の麻痺側運動機能と対応する他の評価法との関係を検討した。また，歩行能力を FIM によって測定し，麻痺の変化と歩行能力との関係を検討した[15]。

　片麻痺の回復過程における SIAS の麻痺側運動機能と Motricity Index との関係をみると，MMT で 2 に相当するレベルに留まる間に，SIAS 上肢近位テストでは 1〜3 点の範囲で回復する例が 18 名中 4 名にみられた（図 1-5）。下肢近位テスト

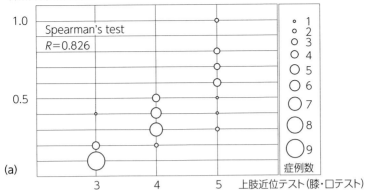

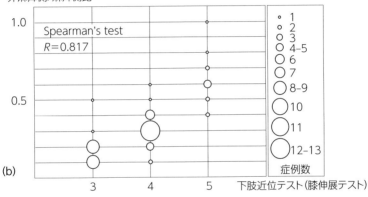

図 1-4 上肢近位テスト・下肢近位テスト（膝）と 10 回繰り返し時間の非麻痺側/麻痺側比との関係

a. 上肢近位テスト（膝・口テスト）と 10 回繰り返し時間の非麻痺側/麻痺側比との関係。上肢近位テスト（膝・口テスト）スコアと 10 回繰り返し時間の非麻痺側/麻痺側比には強い相関を認めた。

b. 下肢近位テスト（膝伸展テスト）と 10 回繰り返し時間の非麻痺側/麻痺側比との関係。下肢近位テスト（膝伸展テスト）スコアと 10 回繰り返し時間の非麻痺側/麻痺側比にも強い相関を認めた。

（堀田富士子，他：リハ医 35：744-747, 1998. より引用，一部改変）

（股）と下肢 MMT は，両者ともほぼ同様に回復過程を得点として捉えていた。SIAS 麻痺側運動機能と MMT は経時変化において同様の特性を示していることがわかったが，同一 MMT 内において SIAS が上下肢とも 1～2 段階変化する例があることから，SIAS 麻痺側運動機能は MMT より鋭敏に麻痺の回復を検出できると

表 1-4 SIAS 下肢位置覚と膝屈曲角度 45 度・90 度における麻痺側−非麻痺側の差の絶対値との関係

呈示角度	麻痺側−非麻痺側の差の絶対値	SIAS 下肢位置覚			
		0	1	2	3
45 度*	≦5	5	8	18	47
	5<	8	2	7	5
90 度*	≦5	5	4	17	42
	5<	6	6	8	10

* chi-square test：$p < 0.01$

下肢 position test のスコアが高いほど膝関節角度の差の絶対値が小さい（≦ 5）症例が多く，χ^2 検定で有意差を認めた。

(堀田富士子，他：リハ医 35：744-747, 1998. より引用，一部改変)

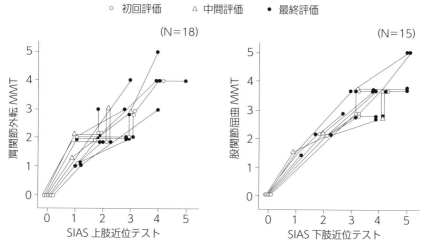

○ 初回評価　△ 中間評価　● 最終評価

図 1-5 SIAS 麻痺側運動機能と Motricity Index の経時変化

経過観察中同一スコアで変化がなかった症例はグラフから除外した。Motricity Index は MMT に相当する 100 点満点の index を割り当てることになっているが，図中では MMT のスコアをそのままプロットしてある。

(道免和久，他：リハ医 30：315-318, 1993. より引用)

思われた。

　次に SIAS 麻痺側運動機能と Brunnstrom Stage の関係をみると，上肢 Brunnstrom Stage で stage 3 に留まる間に，SIAS の上肢近位テストで回復を示す例が 20 名中 8 名みられた（図 1-6）。下肢では Brunnstrom Stage が stage 5 に留まっている間に，SIAS の下肢近位テスト（股）で 1〜5 点の範囲で回復した例を 5 名，

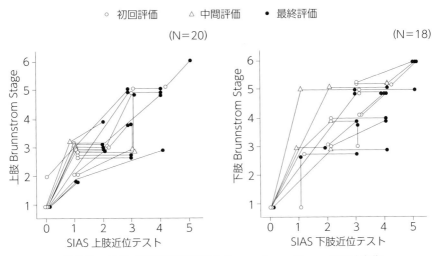

図 1-6 SIAS 麻痺側運動機能と Brunnstrom Stage の経時変化

経過観察中同一スコアで変化がなかった症例はグラフから除外した。

(道免和久, 他：リハ医 30：315-318, 1993. より引用)

stage 4 で 2 名, stage 3 で 3 名認め, いずれの評価法でも, SIAS で同レベルに留まる間に Brunnstrom Stage の変化を認めた例は少数であった。このことは麻痺の回復の検出において, SIAS 麻痺側運動機能が Brunnstrom Stage より優れていることを示している。

同一 Brunnstrom Stage 内で SIAS の回復が下肢機能評価において顕著に現れたのは, Brunnstrom Stage が課題の可否でレベルを判断するために, ある課題を通過するとそれより容易な課題の量的な回復または動きのぎこちなさの面での改善を省みないことや, 足関節の分離運動が可能な例には股関節や膝関節の動きにかかわらず高いステージを与えてしまうことにあると考えられる。もし歩行能力の経時変化を Brunnstrom Stage のみで評価していたら, 多くの例が麻痺の回復がプラトーに達してから歩行能力が改善したことになり, 機能障害と能力低下の関係について誤った結論を導きかねない。

実際, 当該研究の対象 24 名のうち, 経過観察中に FIM の変化がみられた 17 名について FIM の変化と麻痺の変化との関係をみると, 歩行能力が改善しているにもかかわらず Brunnstrom Stage で麻痺の変化を認めなかった機能障害のプラトー例が 17 名中 11 名 (64.7%) であったのに対し, SIAS では 5 名 (29.4%) であった (図 1-7)。これは, Brunnstrom Stage ではプラトーであっても実際に

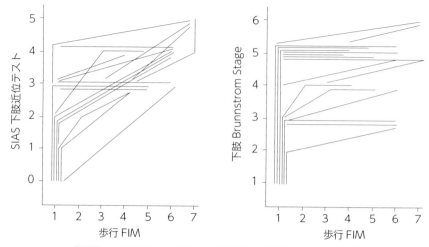

図 1-7 歩行 FIM の改善と下肢機能の経時的回復との関係

経過観察中麻痺の悪化または歩行能力の低下例はない。したがって図の左下から右上に向けて経時的に変化している。Brunnstrom Stage が一定の間に歩行の FIM が改善している例が多いことに注意。

（道免和久，他：リハ医 30：315-318, 1993. より引用）

は麻痺の状態が変化しており，それに伴って歩行能力が改善したことを示している。

　つまり，SIAS は Brunnstrom Stage より反応性に優れ，鋭敏に麻痺の回復を捉えることができること，逆に Brunnstrom Stage がプラトーであることは麻痺に変化がないことを保証するものではないことが確認された。

　以上は Motricity Index と Brunnstrom Stage との比較であるが，関らは急性期脳卒中患者を対象に，SIAS の麻痺側運動機能の変化を NIH Scale や Canadian Neurological Scale と比較検討し，麻痺の変化を捉えるのに SIAS が最も優れていることを証明している [16]。

1-2-2　脳卒中機能障害の経時変化 [4]

■ 麻痺側運動機能の経時変化

　片麻痺の運動機能の回復に関する研究は多数存在するが，麻痺の変化に対して高い感受性をもつ SIAS によって，経時変化を観察することは興味深い研究テーマである。

表1-5 SIAS 麻痺側運動機能の経時変化（入院時と退院時における比較）

		入院時スコア					
		0	(N)	1	(N)	2	(N)
上肢近位	改善	10.5%	(19)	68.8%	(16)	100.0%	(2)
	不変	57.9%		6.3%		0.0%	
上肢遠位	改善	3.7%	(27)	54.6%	(11)	100.0%	(4)
	不変	59.3%		45.5%		0.0%	
下肢近位（股）	改善	15.4%	(13)	50.0%	(6)	100.0%	(11)
	不変	53.8%		16.7%		0.0%	
下肢近位（膝）	改善	20.0%	(15)	40.0%	(5)	100.0%	(9)
	不変	13.3%		20.0%		0.0%	
下肢遠位	改善	4.2%	(24)	33.3%	(3)	100.0%	(6)
	不変	75.0%		33.3%		0.0%	

それぞれの麻痺側運動機能項目において，退院時に3点以上に達した例の割合と，まったく改善しなかった例の割合を示す。

(千野直一，他：脳卒中患者の機能評価SIASとFIMの実際．シュプリンガー・ジャパン，1997．より引用)

筆者らは，発症後6週間以内にリハビリテーション専門病院に入院した脳卒中患者75名を対象に，SIASを経時的に評価した[17]。観察期間にばらつきはあるが，すべての対象患者はリハビリテーション治療が終了，あるいは運動機能の回復が終了するまで観察できた。

表1-5に，入院時に各項目が3点未満の患者のうち，退院時に3点以上，すなわち各項目の課題が達成可能なレベル以上に達した患者と，改善がみられず同一レベルに留まった患者の割合を示す。

入院時0点であった患者のうち，退院時までに3点以上に改善したのは3.7～20.0%であった。また，下肢近位テスト（膝）を除いて，入院時0点であった患者の53.8～75.0%がまったく改善しなかった。反対に，入院時1点であった患者の33.3～68.8%が退院時には3点以上のレベルに改善し，入院時1点であった患者のうち改善を示さなかったのは，手指機能を除くと6.3～33.3%であった。以上をまとめると，①まったく随意運動がない0点とわずかに動きを認める1点とでは後の回復に大きな違いがあること，さらに，②近位筋機能に比べ遠位筋機能の回復が不良であることがわかる。特に，入院時の下肢遠位テストが0点であった患者の75%が入院中まったく変化を示さなかった。これらの事実は，Twitchellの臨床的観察[18]とも一致する。

表1-6	非麻痺側機能の変化（N=75）		
	非麻痺側大腿四頭筋スコア		
改善	12		$p < 0.01^{*}$
悪化	0		
	非麻痺側握力実測値（kg）		
	mean	std. dev.	
入院時	23.51	11.84	$p < 0.01^{**}$
退院時	25.54	10.24	

* Wilcoxon signed-rank test
** paired t-test
（千野直一，他：脳卒中患者の機能評価 SIAS と FIM の実際．シュプリ
ンガー・ジャパン，1997. より引用）

　また，手指機能の回復について検討した結果，上肢遠位テストが入院時 1 点で
あった 11 名のうち 8 名が 1A すなわち集団屈曲のレベル，3 名が 1C すなわちわ
ずかな分離運動が可能なレベルであった。入院時 1A の患者は退院時さまざまなレ
ベルに到達したが，入院時 1C の患者はすべて退院時に 3〜5 点に達していた。以
上から，患者数が少ないものの，少なくとも入院時 1C であることが，1A の場合
よりその後の回復がよいことの指標となる可能性が示唆された。

■ 非麻痺側機能の経時変化

　SIAS は麻痺側のみならず，非麻痺側も評価対象にしているのが特徴である。経
時的に非麻痺側機能を検討した研究は少ないため，筆者らは前項と同じ患者群を対
象に入院時と退院時における非麻痺側機能の変化を検討した[17]。
　その結果，75 名中 12 名で非麻痺側の大腿四頭筋の得点が改善し，非麻痺側握
力は 2 kg 増加した（表1-6）。以上から，リハビリテーション専門病院への入院中
に麻痺側機能だけでなく，非麻痺側機能にも改善があることがわかる。入院時の非
麻痺側機能に障害があったのか，リハビリテーション治療によって退院までに非麻
痺側筋力が増強されたのかは，これのみでは明らかではないが，筆者らは急性期に
おいて脳の同側性支配による非麻痺側機能の障害が関与していると考えている。も
ちろん，急性期の安静による廃用性の要素が含まれている可能性があることも否定
はできない。

表 1-7　入院時と退院時における筋緊張の変化

		上　肢				下　肢	
		退院時				退院時	
		亢進	不変または改善			亢進	不変または改善
入院時	0	—	0	入院時	0	—	0
	1A	0	5		1A	0	5
	2	3	10		2	1	12
	3	11	26		3	10	30
	1B	9	11		1B	6	11
	計	23	52		計	17	58

(千野直一，他：脳卒中患者の機能評価 SIAS と FIM の実際．シュプリンガー・ジャパン，1997. より引用)

■ 筋緊張の経時変化

　同じ対象患者群で筋緊張の経時変化を検討した[19]。表 1-7 のように，上肢では 23 名（31%）が，下肢では 17 名（23%）が退院時に筋緊張が亢進していた。この結果は，多くの脳卒中患者で慢性期ほど痙縮が問題になってくるという臨床的観察と合致する。痙縮は変動しやすく，その評価自体の価値が低いという意見もあるが，この結果は変動では説明できない一定の傾向を示しているといえる。

1-2-3　機能障害と能力低下との関係[4]

　脳卒中のリハビリテーションにおいて，機能障害と能力低下との関係を明らかにすることはきわめて重要である。たとえば，重度の運動麻痺が歩行障害の原因であると考えられれば，運動麻痺の回復を促進するような治療法の開発に努力が傾けられる。しかし，運動麻痺が軽度でも非麻痺側機能の障害が大きいために歩行できなければ，非麻痺側に対するアプローチが中心になるであろうし，認知機能障害の影響が大きいと考えられれば，注意を促すなどの認知訓練のほうが有効となるであろう。実際の臨床例ではこれらの因子が複雑に絡みあっているため，従来は種々の障害のためにリハビリテーション治療がうまくいかないと，「阻害因子」という言葉で漠然と語られることが多く，障害のどの因子がどの程度関与しているかを統計学的に検討した研究は少なかった。その意味で，SIAS は脳卒中における機能障害の能力低下への関与を科学的に検討する道具としても有効といえる。以下にこれまでの検討結果を紹介する。

表 1-8	各運動機能評価法による機能障害と 歩行能力との関係	
	(Spearman 順位相関係数, N=65)	
SIAS-M		
	下肢近位（股）	0.631
	（膝）	0.594
	下肢遠位	0.633
MMT		
	股関節屈曲	0.645
	膝関節伸展	0.568
	足背屈	0.630
Brunnstrom Stage		
	下肢ステージ	0.575

(千野直一，他：脳卒中患者の機能評価 SIAS と FIM の
実際．シュプリンガー・ジャパン，1997. より引用)

■ 評価法による違い

　まず，脳卒中片麻痺患者 65 名を対象として，SIAS の麻痺側運動機能と歩行能力（FIM）との関係を調べた[17]。SIAS では順位相関係数は 0.6 前後であり，当然ながら歩行能力と下肢運動機能の関係が深いことがわかる。同様の検討を MMT と Brunnstrom Stage でもそれぞれ行ったが，MMT では SIAS と同等の結果であったのに対し，Brunnstrom Stage では低い相関係数に留まった（表 1-8）。これは下肢の Brunnstrom Stage が近位筋機能も遠位筋機能も単一のスケールで扱っていることや運動パターンのみを重視している点などが原因と思われる。このように，能力低下との関係と比較をする場合，同じ統計処理を行っていても，評価法によって異なる結果となるため，数値を単純に比較することには注意が必要である。

■ 入院中の機能障害と移動能力との関係

　機能障害と ADL との関係を多変量解析により分析すると，ADL を規定している因子を抽出することができる。たとえば，運動機能が移動能力に関連していることは自明ではあるが，前項のように相関を調べると，表在感覚機能，言語機能など関連が少ないと思われる因子も有意な相関関係を示すことがある。これは，運動機能が良好な患者の多くはその他の機能もよく，逆に重度の運動麻痺のあるものは，その他の機能も重度に障害されていることが少なくないために，機能障害相互の相関関係が非常に高くなっているからである。これを統計学的には多重共線性という。

したがって，因果関係がまったくない因子であっても多重共線性のために，見かけ上，ADLとの相関が高くなることがあり，これのみで真の関連があるかどうかの結論を出してはならない。このような場合，いくつかの解決策が統計学的には考えられるが，筆者らは最も簡単なステップワイズ重回帰分析を用いて，いくつかの研究を行ってきた。

リハビリテーション病棟あるいは病院に入院中の脳卒中片麻痺患者230名を対象として，SIASと同時期の移動・移乗能力を中心としたADLとの関係を，ステップワイズ重回帰分析を用いて検討した[18]。対象患者の入院中に，発症から1，3，6カ月後と退院時に，SIAS，FIM，歩行速度，ミニメンタルステート（Mini-Mental State Examination：MMSE）などを測定した。FIMのうち，移動・移乗動作に関する5項目35点満点の合計点を目的変数とした。各時期の症例は，発症後の期間で横断的に抽出したものであり，すべてに共通した症例というわけではない。

発症後1カ月では，FIM移動・移乗5項目を説明する因子として，下肢近位テスト（膝），腹筋，上肢近位テスト，視空間認知機能が選択された。自由度二重調整済み寄与率は0.629であり，これらの因子で移動動作の62.9%を説明できることになる。麻痺側運動機能は上下肢の相互相関が高いため，ステップワイズ重回帰分析を用いても多重共線性の影響を排除できない。したがって，説明変数として選択されている上肢近位機能が直接的に移動動作に重要となるわけではない。

発症後3カ月では，自由度二重調整済み寄与率0.661となり，発症後1カ月時の寄与率より高くなった。発症後3カ月時点では，まだリハビリテーション治療の途上にある患者がほとんどであるが，説明変数として，発症後1カ月時点での変数と同様の運動機能，体幹機能，視空間認知機能に加えて，非麻痺側機能，下肢深部感覚が選択された。臨床的にも，リハビリテーション治療なかばで移乗動作が自立しない場合，上記のような問題点を見出すことは少なくないであろう。また，これらの項目の中で，非麻痺側機能はこれまでの研究では評価されていないことが多く，SIASに非麻痺側機能項目を取り入れたことの妥当性，さらには総合評価法の有用性がこのようなデータからも裏づけられる。

6カ月時点では，体幹機能，年齢，認知機能，筋緊張が選択されており，この時期までリハビリテーション治療を行って，自立するかどうかを左右する重要な因子が，これらの機能であることを示すといってもよいだろう。ステップワイズ重回帰分析では，100名以上の対象群であっても個々の症例の影響が小さいとはいえないため，1名のために選択される変数がかなり変わることもある。したがって，あまり単純化した議論は正しくはないが，あえていえば，麻痺が重度の高齢者で，体

表1-9 機能障害と能力低下（移動・移乗 FIM 5 項目）との関係

1 カ月 (N=95) 0.629		3 カ月 (N=88) 0.661		6 カ月 (N=99) 0.685	
下肢近位（膝）(0.343)	下肢近位（膝）(0.277)	MMS 5 項目 (0.153)	下肢近位（膝）(0.378)	垂直性 (0.192)	
腹筋 (0.334)	腹筋 (0.218)	非麻痺側四頭筋 (0.133)	年齢 (−0.239)	上肢筋緊張 (−0.182)	
上肢近位 (0.209)	垂直性 (0.172)	視空間認知 (0.128)	下肢筋緊張 (0.222)	腹筋 (0.153)	
視空間認知 (0.129)	下肢位置覚 (0.159)	非麻痺側握力 (0.107)	下肢位置覚 (0.206)	MMSE 5 項目 (0.101)	

←自由度二重調整済み寄与率（重回帰係数の 2 乗 r^2）
←説明変数
←（標準偏回帰係数）

(千野直一，他：脳卒中患者の機能評価 SIAS と FIM の実際．シュプリンガー・ジャパン，1997. より引用)

幹機能や筋緊張（過緊張または低緊張）あるいは認知機能に問題がある場合には，発症後 6 カ月経っても，移動・移乗動作の自立度が低いということになる（表 1-9）。

　発症後約 6 カ月で，年齢と 8 つの機能障害（意識障害，認知機能低下，失語症，半側空間無視，夜間せん妄，下肢 Brunnstrom Stage，筋骨格関節障害，心疾患）から起居移動動作を 60% の寄与率で説明できるとする報告[20]があるが，前述の自由度二重調整済み寄与率はこれより高い。このことからも，SIAS が適切な説明変数を含んだ評価法であることがわかる。

■ 慢性期外来患者での検討

　入院リハビリテーション治療を終了した慢性期の外来患者で，機能障害と能力低下の関係を明確にしておくことは，外来フォローアップの際に重要な情報となる。そこで，発症後 6 カ月以上経過した慢性期の脳卒中片麻痺患者を，SIAS と FIM により評価した。具体的には機能障害と能力低下の関係を，SIAS の各項目の得点を説明変数，FIM の得点を目的変数として，ステップワイズ重回帰分析を用いて検討した[21]。なお，ここで使用した方法は芳賀らが開発した micro-CDA[22]であり，変数の中に質的因子と量的因子が混在していても分析可能な方法である。

　FIM の一般 ADL 項目を目的変数としたとき，説明変数として年齢，非麻痺側の握力，認知機能，下肢深部感覚，腹筋，麻痺側下肢近位テスト（股），麻痺側下肢近位テスト（膝）の 7 項目が採択され，寄与率 0.80（自由度二重調整済み寄与率0.72）で機能障害から能力低下を説明できた（図 1-8）。また，これらの因子を，在宅患者の ADL 維持に重要な項目と考えることもできる。

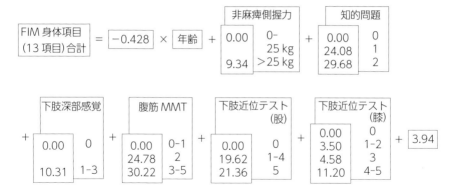

$$\boxed{\begin{array}{c}\text{FIM 身体項目}\\\text{(13 項目)合計}\end{array}} = \boxed{-0.428} \times \boxed{\text{年齢}} + \begin{array}{|c|} \text{非麻痺側握力} \\ \hline \begin{array}{cc} 0.00 & \text{0-}\\ & \text{25 kg}\\ 9.34 & \text{>25 kg} \end{array} \end{array} + \begin{array}{|c|} \text{知的問題} \\ \hline \begin{array}{cc} 0.00 & 0\\ 24.08 & 1\\ 29.68 & 2 \end{array} \end{array}$$

$$+ \begin{array}{|c|} \text{下肢深部感覚} \\ \hline \begin{array}{cc} 0.00 & 0\\ & \\ 10.31 & \text{1-3} \end{array} \end{array} + \begin{array}{|c|} \text{腹筋 MMT} \\ \hline \begin{array}{cc} 0.00 & \text{0-1}\\ 24.78 & 2\\ 30.22 & \text{3-5} \end{array} \end{array} + \begin{array}{|c|} \text{下肢近位テスト}\\\text{(股)} \\ \hline \begin{array}{cc} 0.00 & 0\\ 19.62 & \text{1-4}\\ 21.36 & 5 \end{array} \end{array} + \begin{array}{|c|} \text{下肢近位テスト}\\\text{(膝)} \\ \hline \begin{array}{cc} 0.00 & 0\\ 3.50 & \text{1-2}\\ 4.58 & 3\\ 11.20 & \text{4-5} \end{array} \end{array} + \boxed{3.94}$$

N=67，r²=0.80，自由度二重調整済み r²=0.72

図 1-8 慢性期脳卒中患者における SIAS と FIM との関係（micro-CDA によるステップワイズ重回帰分析）

左辺の FIM の身体項目合計（91 点満点）の計算方法としては，たとえば握力が 28 kg，知的問題がなく，下肢深部感覚が 1 点などのデータの場合，それぞれ，9.34，29.68，10.31 のように対応する係数を選択して合計する。なお，知的問題は FIM の認知項目を参考に分類してある。非麻痺側握力は実測値が採用されたが，そのカットオフ値は 25 kg である。

（統計学的には選択された変数にかかる偏相関係数がその項目の得点によって異なる層別重回帰分析という手法を用いている点と説明変数に順序尺度と間隔尺度が混在している点が特徴）

（千野直一，他：脳卒中患者の機能評価 SIAS と FIM の実際．シュプリンガー・ジャパン，1997. より引用）

1-2-4 機能障害による能力の帰結予測[4]

　機能障害から将来的な能力低下を予測できれば，リハビリテーション治療の方針決定や，退院後の調整を行ううえで大きな助けになる。本項では SIAS を用いた移動・移乗動作を中心とした帰結予測の研究を紹介する。

■ ステップワイズ重回帰分析による予測

　10 施設のリハビリテーション病棟に入院した片麻痺患者 230 名を対象に，発症後 1 カ月の機能障害のみから，退院時の FIM 移動・移乗 5 項目を，ステップワイズ重回帰分析によって予測した[23]。その結果，発症後 1 カ月の機能障害のみから，退院時の能力低下を重相関係数 $r = 0.880$（自由度二重調整済み寄与率 0.561）で予測できた。

　同様の予測を歩行速度で行った結果，発症後 1 カ月の機能障害のみから，退院時の歩行速度を重相関係数 $r = 0.763$（自由度二重調整済み寄与率 0.561）で予

表1-10 ステップワイズ重回帰分析による退院時能力低下の予測

移動・移乗 FIM 5 項目

重相関係数 r	自由度二重調整済み寄与率
0.770	0.561

変数	標準偏回帰係数
下肢近位/膝	0.464
年齢	−0.326
腹筋	0.170
非麻痺側四頭筋	0.154
上肢筋緊張	−0.152
MMSE 5 項目	0.125

歩行スピード

重相関係数 r	自由度二重調整済み寄与率
0.763	0.561

変数	標準偏回帰係数
下肢近位/股	0.573
MMSE 5 項目	0.169
年齢	−0.311
下肢触覚	0.143

発症後 1 カ月の機能障害から移動・移乗 FIM 5 項目および歩行スピードの予測
(千野直一, 他：脳卒中患者の機能評価 SIAS と FIM の実際. シュプリンガー・ジャパン, 1997. より引用)

できた（**表1-10**）。SIAS で測定した初期の機能障害だけからでも，従来の報告と同等かそれ以上の精度で能力低下の予測が可能なことを示している。

■ 多重ロジスティックモデルによる予測

　これまでに紹介した重回帰分析を中心とする手法は，回帰式にそれぞれのデータを入力すれば，予測値としてある値が算出されるようになっている。これは重要な目安となる数値ではあるが，確率論的な広がりをイメージしにくい。たとえば，退院時の FIM は 85 点である，という結果はリハビリテーション医療の専門家には理解できても，患者家族への説明に際しては理解しやすい言葉に言い換える必要がある。仮に予測結果が，退院時に歩ける確率が 75% という形で提示されれば，医療関係者でなくてもわかりやすく，インフォームド・コンセントの面でも有用である。

　このような情報を提供してくれる統計手法として，多重ロジスティックモデルがあり，リハビリテーション治療開始時の機能障害のデータから退院時歩行能力を予測する予測式を作成した[24]。

　対象は，リハビリテーション病院 10 施設に発症後 4 カ月以内に入院した初発脳卒中患者 230 名のうち，入院時に歩行が自立していなかった 192 名である。そのうち 122 名から多重ロジスティックモデルにより退院時の歩行能力の予測式を作成し，さらに予測式の作成に関与していない 70 名で交差妥当性を検討した。

　退院時歩行 FIM 7 点，すなわち杖，装具なしでの完全自立を予測するロジスティック関数では，独立変数として下肢近位テスト，下肢遠位テスト，視空間認知

表 1-11 多重ロジスティックモデルによる退院時歩行能力の予測

退院時歩行 FIM 7 点（完全自立）の予測

退院時歩行 FIM が 7 となる確率＝[1＋exp{－(0.494ANK＋0.453HIP－0.147DEV－0.00835LAG－3.052)}]$^{-1}$

変数（入院時）	標準化係数
下肢遠位：ANK	0.854
下肢近位（股）：HIP	0.631
視空間認知（テープ二等分の偏位）：DEV	−0.449
発症から入院までの期間：LAG	−0.250

退院時歩行 FIM 6 点（修正自立）以上の予測

退院時歩行 FIM が 6 点以上となる確率＝[1＋exp{－(1.114HIP＋0.798OA－0.0430AGE－0.0153LAG＋0.260$TONE$＋0.00809GP－0.630)}]$^{-1}$

変数（入院時）	標準化係数
下肢近位（股）：HIP	1.610
関節障害：OA	0.532
年齢：AGE	−0.497
発症から入院までの期間：LAG	−0.452
下肢筋緊張：$TONE$	0.295
非麻痺側握力：GP	0.0812

（千野直一，他：脳卒中患者の機能評価 SIAS と FIM の実際．シュプリンガー・ジャパン，1997．より引用）

機能，入院までの期間が選択された。FIM 6 点以上，すなわち装具などを利用して歩行が自立する修正自立レベル以上のロジスティック関数では，FIM 7 点の予測と異なり，独立変数として下肢遠位テストが含まれていない。これは，装具による修正を反映していると考えられる。6 点の予測において，年齢，関節障害，下肢筋の筋量さらに非麻痺側機能が新たに選択されたことは，完全自立レベルと修正自立レベルの質の違いを検討するうえで興味深い（**表 1-11**）。また，予測式に関して交差妥当性を検討した結果，満足できる水準であったことも記しておく。

■ CART による予測

　CART とは臨床判断に近い形で，確率論的な予測を行うことができる統計手法であり，ある結果が発生するかどうかを分類するために，最も精度が高いアルゴリズムを算出するノンパラメトリックな統計手法である。CART により，ある結果が発生するかどうかを分類するための分岐点として最適な変数が選択され，最も高い精度で分類するための基準（カットオフ値）が決定される。このようにして作られた tree とよばれるフローチャートの末端に結果としての帰結分類を割り当て，

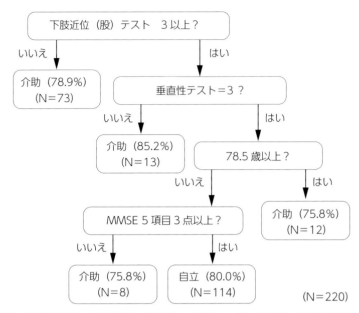

図 1-9 退院時移動・移乗 FIM 5 項目すべて自立（6 点以上）を予測するための Classification tree

移動・移乗 FIM 5 項目がすべて 6 点以上かどうかを従属変数として，CART で計算した結果である。上から順に各項目の質問にはい / いいえで答えていけば，どの程度の確率で自立するか，介助を要するかがわかる。計算式を必要としない点で，臨床上活用しやすい。

（千野直一，他：脳卒中患者の機能評価 SIAS と FIM の実際．シュプリンガー・ジャパン，1997．より引用）

さらに複数の tree の中から最適な tree が選択される。

　CART を用いて，発症 4 カ月以内に入院した脳卒中患者 220 名を対象に退院時の ADL 予測を行った[25]。入院時データとして，SIAS 関連項目と患者の基礎データを記録し，CART により，退院時，移動・移乗動作に何らかの介助を要するか否かを判別するための Classification tree を算出した。図 1-9 が CART により算出された Classification tree であり，SIAS の下肢近位テスト，垂直性テスト，年齢，MMS 5 項目と各カットオフ値により，退院時の ADL を予測できることを示している。得られた Classification tree を正答率によって評価した結果，全体の正答率は 79.5% であり，交差妥当性の検討では 70.9% となった。

　CART による結果の利用法は実に簡単で，コンピューターを使うことなく，はい/いいえ の質問に答えるだけで予測ができるため，短時間に大まかな目安をつけるには有用な方法といえる。

SIAS を用いたその他の研究

信頼性・妥当性が検証された SIAS を用いて，脳卒中におけるリハビリテーション医学の重要な研究テーマである，機能障害の回復あるいは変化，機能障害と能力低下との関係，機能障害による能力低下の予測，について検討した研究をこれまでに紹介した。最後に，それらとは少し異なる観点からの研究を紹介して本章の締めくくりとしたい。

■ SIAS の構造分析

かつて筆者らは，慶應義塾大学医学部リハビリテーション科の FIM-SIAS プロジェクト登録患者のうち，既に退院していた 215 名から，発症前 ADL が介助レベルであった例，発症前に明らかな知的障害を有していた例，死亡退院，重篤な併存症を有していた例，記載不備例を除いた 195 名を対象に，入院患者の障害像の包括的な検討を行った[26]。

その中で，入・退院時の SIAS 項目について因子分析をしたところ，明らかな 5 つの因子が抽出された（表 1-12）。すなわち，運動麻痺，体性感覚障害，体幹・非麻痺側機能，深部腱反射・筋緊張，可動域であった。一方，失語，視空間認知機能障害，疼痛はそれぞれ独立的傾向にあった。SIAS は脳卒中の機能障害を多面的に捉える目的で作成されたが，少なくとも 5 つ以上の要素からなることが確認された。特に，体幹・非麻痺側機能，可動域，疼痛といった，重要であるが以前はあまり指摘されていなかった指標を含んでいた点が注目される。

■ SIAS 各項目の難易度分析

SIAS は全 22 項目から構成され，脳卒中に伴う多彩な機能障害を評価できるツールであるが，各項目間の難易度にどのような差があるのかは，機能障害の回復過程を推定し，リハビリテーション治療に活かしていくうえでも興味深い事項である。

Tsuji らは発症 4 カ月以内の入院脳卒中患者 116 名を対象に，入退院時の SIAS の得点を取得し，Rasch 分析[27] によって各項目間の難易度を比較している[28]。

Rasch 分析とは患者能力分布と課題難易度分布を用い，両者の関係を正規化することで間隔尺度化する手法である。各項目の難易度は logits（log odd unit）という単位で表現され，0 が標準の難易度であり，値が大きいほど難易度が高くなる。

注意点として，項目間の難易度を比較するためには，各項目が共通の一次元モデルに配置できる必要がある。そこで扱っているデータが Rasch 分析にどの程度適

表1-12 **表1-12** 入院時 SIAS 項目の因子分析　　　　　　　因子負荷量（Varimax 回転後）

項　目	第1因子	第2因子	第3因子	第4因子	第5因子	第6因子	共通性
1. 運動-上肢近位	0.240	−0.158	0.089	−0.245	*−0.796*	0.116	0.797
2. 運動-上肢遠位	0.309	−0.114	0.032	−0.305	*−0.735*	0.025	0.744
3. 運動-下肢近位（股）	0.164	−0.211	0.272	0.060	*−0.855*	0.053	0.883
4. 運動-下肢近位（膝）	0.193	−0.243	0.250	0.026	*−0.842*	0.060	0.872
5. 運動-下肢遠位	0.303	−0.146	0.139	−0.108	*−0.807*	0.007	0.795
6. 触覚-上肢	0.101	*−0.899*	0.119	−0.017	−0.185	0.014	0.867
7. 触覚-下肢	0.136	*−0.891*	0.107	−0.043	−0.169	0.044	0.856
8. 位置覚-上肢	0.083	*−0.880*	−0.043	−0.139	−0.180	0.142	0.855
9. 位置覚-下肢	0.073	−0.884	0.013	−0.111	−0.140	0.159	0.844
10. 疼　痛	0.358	−0.077	0.159	−0.042	0.110	*0.741*	0.722
11. 垂直性	0.092	−0.285	*0.626*	0.161	−0.395	−0.075	0.669
12. 腹筋力	0.189	−0.073	*0.720*	0.085	−0.325	−0.070	0.677
13. 非麻痺側握力	−0.260	0.122	*0.717*	−0.029	0.079	0.098	0.614
14. 非麻痺側四頭筋筋力	0.015	−0.044	*0.760*	−0.053	−0.220	0.053	0.634
15. 言語機能	−0.158	−0.233	−0.092	−0.023	−0.220	*0.683*	0.604
16. 視空間認知	−0.016	−0.292	0.410	−0.461	0.012	−0.107	0.478
17. 可動域-肩関節	0.035	−0.031	−0.080	*−0.664*	−0.196	0.453	0.694
18. 可動域-足関節	0.148	−0.097	−0.063	*−0.745*	−0.136	−0.042	0.610
19. 腱反射-上肢	*0.863*	−0.063	−0.069	−0.124	−0.173	−0.031	0.800
20. 腱反射-下肢	*0.845*	−0.097	−0.082	0.066	−0.203	0.029	0.776
21. 筋緊張-上肢	*0.686*	−0.106	0.078	−0.162	−0.405	0.113	0.692
22. 筋緊張-下肢	*0.708*	−0.159	0.104	−0.093	−0.403	0.089	0.716

固有値が1以上の因子を採用すると6因子となり，累積寄与率は73.6％であった。イタリックは各因子について負荷量の高い項目である。退院時の結果もほぼ同様であったが，第6因子についてはやや異なっており，この負荷量の高い疼痛，言語障害，および共通性の低い視空間障害はそれぞれ個別に考えるべきと思われた。

（才藤栄一，他：リハ医 32：354-359, 1995. より引用，一部改変）

合しているのか，すなわち単次元性を有しているのかを知る指標として Mean Square Fit Statistics（MNSQ）がある。1.0 に近い MNSQ は，項目が Rasch 分析に適合していることを示し，1.3 を超える MNSQ はあまり適合していないことを意味する。

　入・退院時の SIAS で Rasch 分析を実施した結果，視空間認知，言語機能，肩関節の可動域，疼痛を除いて MNSQ は 1.3 以内であり，SIAS の各項目は共通の一次元モデルに配置できることが確認された（表1-13）。視空間認知，言語機能の項目が Rasch 分析にうまく適合しない原因としては，左右の脳病変を有する患者の特性の違いがあげられる。すなわち，右脳病変を有する患者はしばしば半側空間

表 1-13　SIAS 項目の難易度と統計的適合度

Items	Item Difficulties (Logits)		Fit Statistics (MNSQ)	
	Admission	Discharge	Admission	Discharge
Finger function	1.47	1.36	1.27	1.30
Knee mouth	.98	.70	.99	.89
Hip flexion	.17	−.15	.95	1.14
Knee extention	.28	.05	.79	.84
Foot pat	.82	.82	1.00	1.11
DTR（U/E）	.10	1.02	.68	.71
DTR（L/E）	.60	1.00	.75	.78
Tone（U/E）	.60	.54	.86	.70
Tone（L/E）	.34	.39	.66	.63
Touch（U/E）	.11	.17	.63	.85
Touch（L/E）	.05	.16	.66	.91
Position（U/E）	.08	.10	1.13	1.04
Position（L/E）	.05	.08	1.12	1.04
ROM（shoulder）	.02	−.78	1.23	1.53*
ROM（ankle）	−.50	.16	1.03	1.02
Pain	−1.21	−.28	1.50*	1.00
Verticality	−.98	−1.86	1.18	1.02
Abdominal MMT	.02	−.27	.89	.77
Visuospatial	−.82	−.95	1.73*	1.99*
Speech	−.94	−.85	1.29	1.32*
Grip strength	−.30	−.18	1.10	1.06
Quadriceps MMT	−.94	−1.25	.86	.83

Abbreviations：DTR, deep tendon reflex；U/E, upper extremity；L/E, lower extremity；ROM, range of motion；MMT, manual muscle testing.
* Misfit：MNSQ > 1.3

(Tsuji T, et al：Arch Phys Med Rehabil 81：863-868, 2000. より引用)

無視を合併し，視空間認知に問題を生じるが，左脳病変をもつ患者は失語症を患い，言語機能に問題を起こしやすい。また肩関節の可動域と疼痛の項目は，脳卒中のみならず，肩手症候群や変形性関節症の変化などその他の要素の影響を受けるため，Rasch 分析に適合しにくいと思われた。

　入・退院時の SIAS 各項目の難易度の分析結果を（図 1-10）に示す。腱反射（上下肢），可動域（肩関節，足関節），疼痛および垂直性の項目を除いて，入院時と退院時の難易度パターンは同一であり，より困難な項目と簡単な項目の logits は機能障害の微小な変化を捉えるのに十分な間隔であった。垂直性および非麻痺側の大

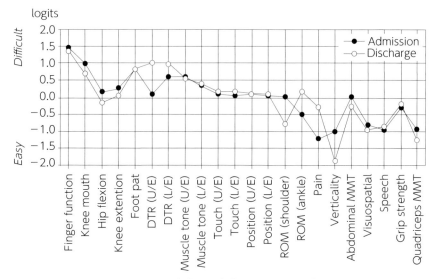

図 1-10 入院時・退院時の SIAS 項目の難易度

(Tsuji T, et al：Arch Phys Med Rehabil 81：863-868, 2000. より引用)

腿四頭筋 MMT は簡単な項目であり，上肢近位テスト，上肢遠位テスト，下肢遠位テストはより困難な項目であった。可動域について入退院時の難易度が変化している理由については，筋緊張の亢進により足関節の可動域が制限されること，肩関節の可動域については集中的な可動域訓練の結果，改善がみられたものと分析されている。

■ 機能障害分類

脳卒中の機能障害をタイプ別に分類することは，病態の分類と同様に重要と思われるが，過去にあまり試みられていない。機能障害をタイプ別に分類することは，臨床上の共通言語となり，また，治療法の選択などの参考ともなる。さらに層別化につながり，帰結予測の精度を上げることにつながる。

筆者らは，発症後 6 カ月以上経過した慢性期の脳卒中患者 104 名を対象に，機能障害分類を試みた[29]。類型化は SIAS のデータをクラスター分析することによって行い，分類された各群と FIM の得点との関係を検討した。さらに，分類された群の妥当性を検討するために，SIAS の粗点から各群を数量化 2 類を用いて判別した。

その結果，上下肢の運動麻痺と感覚障害の程度から 3 群のクラスターに大別された（図 1-11）。ここではタイプ 1 を重度障害群，タイプ 2 を感覚回避群，タイプ

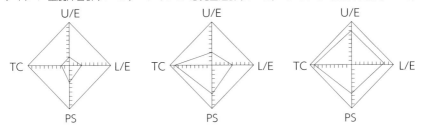

タイプ1　重度障害群（N=27）　タイプ2　感覚回避群（N=48）　タイプ3　軽度障害群（N=29）

U/E：上肢運動機能　L/E：下肢運動機能　PS：位置覚　TC：触覚　（N=104）

数量化2類による各分類の判別分析（%）

	計算上の分類		
	1	2	3
実際の分類　1	100	0	0
実際の分類　2	0	97.9	2.1
実際の分類　3	0	3.7	96.3

正答率＝98.1%

図 1-11　**慢性期脳卒中の機能障害分類**

上：クラスター分析の結果，運動機能と感覚機能により3つの大分類となった。分類に関与
　　した因子だけで作成した各群の平均得点をレーダーチャートで示す。
下：これらの項目のみで計算した判別分析の結果，高い正答率が得られ，分類が妥当であるこ
　　とがわかった。
（千野直一，他：脳卒中患者の機能評価SIASとFIMの実際. シュプリンガー・ジャパン, 1997. より引用）

3を軽度障害群と分類し，その妥当性を検討するために，運動麻痺と感覚障害の得
点を用いて数量化2類による判別を行った。結果は，タイプ2，タイプ3で1名
ずつの誤りがある他は，全員正しい群に判別できた。これは，類型化の因子として
これらの項目が重要かつ妥当であることを示している。

　3つのタイプをさらに詳細にみると，各因子の重症度および非麻痺側機能により
8群に分類できた（図1-12）。小分類をみると，非麻痺側機能と運動麻痺の重症度
がFIMの得点に影響しており，特に重度障害群タイプ1の中でも非麻痺側機能の
よいタイプ1AのADLが高いことなどが注目される。類型化によるADL予測精
度の向上，機能障害分類の経時変化の検討，病巣との関連の検討なども興味深い課
題である。

　また，園田らは発症早期の脳卒中患者66名において同様の検討を行い，全般不

タイプ	N	機能障害			FIM 身体項目（13 項目）
		感 覚	運 動	非麻痺側	10　30　50　70　90
1A	8	＋	＋ ＋	±	
1B	9	＋ ＋	＋ ＋	＋	
1C	10	＋ ＋	＋ ＋ ＋	＋	
2A	19	±	＋ ＋	±	
2B	11	±	＋	＋	
2C	18	±	＋ ＋	＋	
3A	16	±	±	±	
3B	13	±	＋	±	
合計	104				

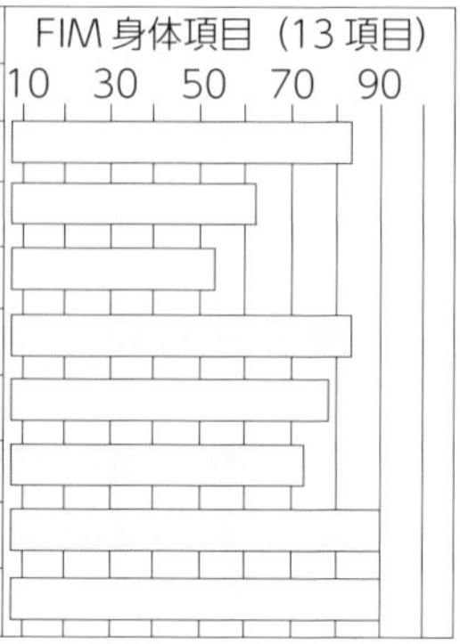

図 1-12　慢性期脳卒中の機能障害の小分類

感覚機能，運動機能，非麻痺側機能の 3 つの因子により，タイプ 1 とタイプ 2 はそれぞれ 3 群に，タイプ 3 は 2 群に分類できる。タイプ 1 の重度障害群の中で 1A は非麻痺側機能が保たれ，感覚機能もある程度残存し，1B は 1A より非麻痺側機能，感覚機能ともに低い群で，1C はさらに全般に障害されている最重度群，タイプ 2 の感覚回避群の中で 2A は非麻痺側機能が保たれているが，2B と 2C は非麻痺側機能が障害されている。2B と 2C の違いは主に麻痺の重症度の違いである。軽度障害群のタイプ 3 のうち，3A は全体にもっとも軽度の障害であり，3B は 3A に比べ全体に障害が強いという特徴がある。
ADL との関係を FIM の得点でみると，タイプ 3，タイプ 2，タイプ 1 の順に平均得点が有意に高かった（$p < 0.05$）。

(千野直一，他：脳卒中患者の機能評価 SIAS と FIM の実際．シュプリンガー・ジャパン，1997．より引用)

良群，中間群，非麻痺側良好群，全般良好群の 4 つのタイプに分類した[30]。

　両研究とも，横断的データのためタイプの時間的変遷は不明であるが，いずれの分類でも非麻痺側機能が重要な因子になっていることが注目される。従来の脳卒中の機能評価では麻痺側機能に目が向けられていたが，SIAS では非麻痺側機能が評価項目に含まれており，実際に機能障害像として非麻痺側機能良好群と不良群が存在することが示された。

■ 治療効果測定を目的とした SIAS の利用

　新たなリハビリテーション治療における患者アウトカムの一つとして，SIAS を利用している研究も散見される。

　村井らは，回復期病棟に入院した，テント上に一側性病変を有する初発脳卒中患者を対象に，訓練室一体型病棟で行われる，高頻度（毎日）で高密度（1 日中）の訓練 FIT program（Full-time Integrated Treatment Program）を実施した結

果を報告している[31]。対象のうち，重篤な併存症，入院中の再発・急変，発症から入院までの期間が 61 日以上の患者を除外し，かつ 8 週間以上入院した 917 名に対して，2 週ごとに SIAS の麻痺側運動機能 5 項目を評価したところ，歩行や ADL 訓練を主体に 1 日中活動的に過ごした脳卒中患者の麻痺側運動機能は，回復期リハビリテーション病棟入院時から 8 週時にかけて有意な改善を示した。上肢項目より下肢項目，遠位部よりも近位部の運動麻痺が改善しやすく，その傾向は重度麻痺ほど顕著であったことを報告している。

　また，Fujiwara らは上肢に中等度から重度の片麻痺のある慢性脳卒中患者 20 名を対象に，患側への手関節固定装具と随意運動介助型電気刺激装置（IVES）を用いて 3 週間の集中治療を行う HANDS（Hybrid Assistive Neuromuscular Dynamic Stimulation）療法の効果を検証しているが，効果検証の 1 要素として，麻痺側遠位上肢の運動機能の評価に SIAS を用い，有意な回復が得られたことを報告している[32]。

　紹介した研究はごく一部であるが，麻痺の改善を鋭敏に検出できる SIAS は，新たなリハビリテーション治療の効果測定の指標としてもきわめて有用であり，このような利用法は今後も増えていくであろう。

■文献

1) 千野直一，椿原彰夫，園田茂，他（編著）：実践リハビリテーション・シリーズ 脳卒中の機能評価 SIAS と FIM［基礎編］. 金原出版，2012.
2) Chino N, Sonoda S, Domen K, et al：Stroke Impairment Assessment Set (SIAS). A new evaluation instrument for stroke patients. Jpn J Rehabil Med 31：119-125, 1994.
3) 脳卒中合同ガイドライン委員会：脳卒中治療ガイドライン 2015［追補 2019 対応］. 協和企画，2019.
4) 千野直一，里宇明元，園田茂，他：脳卒中患者の機能評価 SIAS と FIM の実際. シュプリンガー・ジャパン，1997.
5) 道免和久：脳卒中片麻痺患者の機能評価法 Stroke Impairment Assessment Set (SIAS) の信頼性および妥当性の検討（1）―麻痺側運動機能，筋緊張，腱反射，健側機能―. リハ医 32：113-122, 1995.
6) Landis JR, Koch GG：The measurement of observer agreement for categorical data. Biometrics 33：159-174, 1977.
7) 園田茂：脳卒中片麻痺患者の機能評価法 Stroke Impairment Assessment Set (SIAS) の信頼性および妥当性の検討（2）―体幹，高次脳機能，感覚項目，帰結予測―. リハ医 32：123-132, 1995.
8) Demeurisse G, Demol O, Robaye E：Motor evaluation in vascular hemiplegia. Eur Neurol 19：382-389, 1980.
9) Brunnstrom S：Movement Therapy in Hemiplegia. Harper & Row, New York, 1970.
10) Bohannon RW, Smith MB：Interrater reliability of a modified Ashworth scale of muscle spasticity. Phys Ther 67：206-207, 1987.

11) Daniels L, Worthingham C：Muscle testing techniques of manual examination. 5th ed, WB Saunders, Philadelphia, 1986.

12) Heilman KM, Valenstein E：Mechanisms underlying hemispatial neglect. Ann Neurol 5：166-170, 1979.

13) 堀田富士子，園田茂，辻哲也，他：Stroke Impairment Assessment Set（SIAS）における運動項目と感覚項目の妥当性の検討．リハ医 35：744-747, 1998.

14) 土屋政雄：尺度研究の必須事項．行動療研 41：107-116, 2015.

15) 道免和久，才藤栄一，園田茂，他：脳卒中機能障害評価セット Stroke Impairment Assessment Set（SIAS）（3）運動麻痺の経時変化の観察．リハ医 30：315-318, 1993.

16) 関勝，長谷公隆：急性期脳血管障害患者の SIAS による運動機能障害の経時的変化に関する検討．脳卒中 17：630, 1995.

17) Domen K, Sonoda S, Siatoh E, et al：Evaluation of motor function using SIAS. In：Chino N, Melvin JL（eds.）. Functional Evaluation of Stroke Patients. Springer-Verlag, Tokyo, pp33-44, 1996.

18) Twitchell TE：The restoration of motor function following hemiplegia in man. Brain 74：443-480, 1951.

19) Domen K, Saitoh E et al：Longitudinal study of recovery from hemiplegia using the Stroke Impairment Assessment Set（SIAS）. Congress of International Rehabilitation Medicine Association. 7th Congress of International Rehabilitation Medicine Association, 1994.

20) 二木立：脳卒中患者の障害の構造の研究（第 2 報）機能障害の構造および機能障害・年齢と能力障害との関係の研究．総合リハ 11：557-569, 1983.

21) Domen K, Chino N, et al：Stroke Impairment Assessment Set（SIAS）-A Preliminary Report-, 53rd Annual Meeting of American Academy of Physical Medicine and Rehabilitation, 1991.

22) 芳賀敏郎：対話型データ解析システム．応用統計学 13：125-138, 1984.

23) 道免和久，園田茂，才藤栄一，他：脳血管障害患者の SIAS（Stroke Impairment Assessment Set）一その 1 一．リハ医 31：771, 1994.

24) 道免和久，園田茂，才藤栄一，他：Stroke Impairment Assessment Set（SIAS）を用いた脳卒中片麻痺の歩行予後予測．脳卒中 17：630, 1995.

25) 道免和久，里宇明元，近藤国嗣，他：Classification and Regression Trees（CART）による脳卒中患者の退院時 ADL 予測．リハ医 32：920-921, 1995.

26) 才藤栄一，園田茂，道免和久，他：SIAS と FIM を用いた脳卒中患者の評価．リハ医 32：354-359, 1995.

27) Wright BD, Masters GN：Rating scale analysis：Rasch measurement. MESA, Chicago, 1982.

28) Tsuji T, Liu M, Sonoda S, et al：The stroke impairment assessment set：its internal consistency and predictive validity. Arch Phys Med Rehabil 81：863-868, 2000.

29) 道免和久，才藤栄一，道免和久，他：Stroke Impairment Assessment Set（SIAS）による脳卒中片麻痺機能障害の類型化．リハ医学 29：868, 1992.

30) 園田茂，才藤栄一，他：SIAS（Stroke Impairment Assessment Set）による早期脳血管障害患者の障害パターンの検討．リハ医 29：867, 1992.

31) 村井歩志，渡邉誠，佐々木祥，他：回復期リハビリテーション病棟における脳卒中片麻痺患者の運動麻痺重症度別の経時変化．Jpn J Rehabil Med 51：439-444, 2014.

32) Fujiwara T, Kasashima Y, Honaga K, et al：Motor improvement and corticospinal modulation induced by hybrid assistive neuromuscular dynamic stimulation（HANDS）therapy in patients with chronic stroke. Neurorehabil Neural Repair 23：125-132, 2008.

2 章

機能的自立度評価法（FIM）
の応用

2-1 FIM を使った研究

　FIM を活用する機会としては，カンファレンスでの患者状態の共有，障害に応じた経時変化の検討や帰結予測，実施している訓練法が効果的であるかの判定などが挙げられる。FIM の信頼性・妥当性を振り返るとともに，これまで筆者らが行ってきた経時変化の研究や訓練効果研究を中心に FIM の活用例を示す。

2-1-1　FIM の信頼性および妥当性

　FIM が ADL 評価法として標準的に用いられるためには，FIM の信頼性，妥当性が高くなければならない。FIM の信頼性について，Hamilton ら[1] は，FIM は総得点の検者間の相関が 0.86〜0.88 と高く，各項目の検者間信頼性の指標となる偶然の一致を補正した一致係数 κ も 0.54 と報告していることから，FIM は臨床に利用可能な信頼性をもっていると考えられる。園田ら[2] は FIM と Barthel Index（BI）の回帰係数を 0.95 と報告しており（図 2-1），FIM は BI と同程度の妥当な評価法といえる。一方で，FIM と BI が異なる患者も多数存在した。たとえば，BI が満点の場合でも FIM が低めの点数となった患者は，FIM の 6 点，すなわち「自立しているが時間がかかる・特殊器具を用いる・安全性の考慮が必要」に該当する症例によるものと考えられる。田尻ら[3] は，BI が満点で FIM ではいくつかの項目が 6 点の患者は，家屋改造を必要とした率が高く，リハビリテーションアプローチが必要な症例であることを報告している。これは，ADL 評価法としての FIM の有用性を示していると思われる。

2-1-2　FIM 改善の阻害因子

　リハビリテーション医療を行ううえで，ADL 改善の阻害因子を知ることは重要である。阻害因子には年齢，認知機能障害，半側空間無視，病前の ADL，発症から入院までの期間などが挙げられる[4]。また，入院時の FIM 得点と発症から入院までの日数により，FIM 効率〔FIM 効率＝FIM-M 利得（退院時 FIM-M－入院時 FIM-M）／在院日数．FIM-M；FIM 運動項目合計〕は変化する（図 2-2）[5]。この

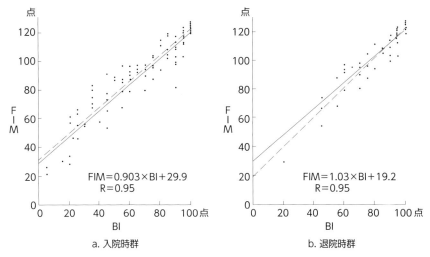

図 2-1　FIM の合計点と BI の合計点の散布図および回帰直線

入院時の散布図を a に，退院時の散布図を b に示す。直線は実線が入院時群と退院時群を区別せずに計算した回帰直線を，破線が入院時群または退院時群の回帰直線を示している。

（園田茂，他：リハ医 29：217-222, 1992. より引用）

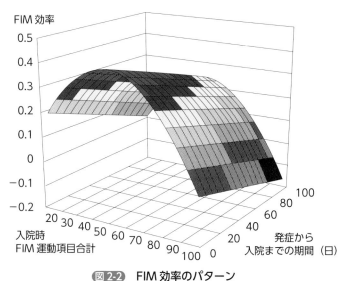

図 2-2　FIM 効率のパターン

入院した脳卒中患者の FIM 効率を示す。

（園田茂：リハ医 43：739-742, 2006. より引用）

表 2-1 入院時 SIAS-垂直性項目，年齢，FIM-C の FIM-M 利得への影響

		入院時 FIM-M 13-18		
		25 percentile	中央値	75 percentile
入院時 SIAS 垂直性	0-1	1	5 ⌝*	17
	2-3	8.5	22 ⌟	37

*p<0.05
SIAS 垂直性項目，入院時 FIM-C は Wilcoxon 順位符号検定，年齢は Steel-Dwass 検定を行った．年齢については，68 歳以上の症例で検定した．

		入院時 FIM-M 13-30			入院時 FIM-M 31-53			入院時 FIM-M 54-73		
		25 percentile	中央値	75 percentile	25 percentile	中央値	75 percentile	25 percentile	中央値	75 percentile
入院時年齢	12-52	30.5	39 ⌝*	53.5	30	35 ⌝*	41	16	21	26
	53-67	14	28 ⌟*	41	27	34 ⌟*	38	16	19.5 ⌝*	24
	68-91	4	14 ⌟	28	17	26 ⌟	33	12	16 ⌟	21
入院時 FIM-C	5-27				15	22 ⌝*	31			
	28-35				25.25	31 ⌟	35			

(Okamoto S, et al : Jpn J Compr Rehabil Sci 9 : 59-65, 2018. より引用)

ように患者の状態や障害の程度で阻害因子となり得る障害は異なる。Okamoto ら[6] は，脳卒中患者 2,650 名を対象に，入院時 FIM 得点別に阻害因子の影響度について検討した。その結果，SIAS 垂直性項目が影響を与えたのは FIM-M 19 点未満の層，認知機能が影響を与えたのは FIM-M 31 点以上 54 点未満の層，年齢は 65 歳以上の群になると FIM-M すべての層で影響を与えた（表 2-1）。FIM-M 得点別に阻害因子の影響を検討することで，それぞれの得点層で，何が阻害因子になっているかを具体的に知ることができ，より的確な目標設定が可能になると思われる。

2-1-3 FIM 項目別難易度

多くの研究で，ADL は，項目別に難易度が異なることが報告されている[7]。リハビリテーション目標を立てる際，項目別難易度から介入するポイントを絞ることで，的確なゴール設定が行え，より高い効果を生むことができるものと考えられる。辻ら[8] は，Rasch 分析を用い，脳卒中患者の運動項目，認知項目の合計点別に各項目の ADL 難易度パターンを分析した。運動項目の自立度の高い項目は，排便コントロール，排尿コントロール，食事であった（図 2-3）。対して，自立度の低い項

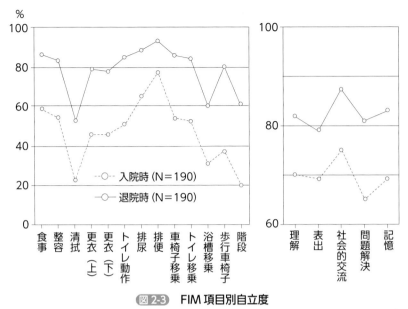

図 2-3 FIM 項目別自立度

(辻哲也, 他：リハ医 33：301-309, 1996. より引用)

目は階段, 清拭, 浴槽移乗であった。これらの報告は, BI を用いた報告 [9,10] と同様の傾向であった。このことは, FIM が ADL 比較に有用なスケールであることを示している。また, 項目別自立度では, 食事自立 60%, 整容 55% としか表示されないものが, Rasch 分析により解析すれば, FIM-M が 30 点のときの典型的パターンは食事 5 点, 排尿・排便 4 点, 整容 3 点といったように具体的に表示でき, 訓練を進めるうえで有効な指標となり得る。

2-1-4 FIM を用いた改善指標

ADL の改善を図る指標の一つに, FIM の伸びを在院日数で除した FIM 効率が多くの研究で使用されている。この指標を利用することで, 院内の過去のデータや他院との比較は容易に行うことができる。ただし, FIM 効率には患者層によって取り得る値が変わるという弱点がある。具体的には, 全介助レベルは改善が難しく, 退院時の利得の低い患者が多いが, 中等度介助の患者は改善がしやすく退院時の利得が高くなる [5] などである。Tokunaga ら [11] は, 入院時 FIM に依存しない指標に補正した FIM effectiveness を報告している。入院時 FIM-M を 6 点刻みで 13 群

表 2-2 補正 FIM effectiveness

入院時運動 FIM（点）	13-18	19-24	25-30	31-36	37-42	43-48
患者数	223	62	57	60	67	78
運動 FIM effectiveness	0.231	0.393	0.527	0.557	0.595	0.623
X：運動 FIM 利得の平均	17.53	27.23	33.37	31.97	30.52	28.23
Y：(91-入院時運動 FIM) の平均	76.62	69.63	63.53	57.42	51.45	45.44
X/(Y-1)：A が 90 点						0.635
X/(Y-2)：A が 89 点						0.650
X/(Y-3)：A が 88 点					0.630	0.665
X/(Y-4)：A が 87 点					0.643	
X/(Y-5)：A が 86 点				0.610	0.657	
X/(Y-6)：A が 85 点				0.622		
X/(Y-7)：A が 84 点				0.634		
X/(Y-8)：A が 83 点				0.647		
X/(Y-9)：A が 82 点			0.612	0.660		
X/(Y-10)：A が 81 点			0.623			
X/(Y-11)：A が 80 点			0.635			
X/(Y-12)：A が 79 点			0.648			
X/(Y-13)：A が 78 点〜			0.660			
X/(Y-27)：A が 64 点		0.639				
X/(Y-28)：A が 63 点〜		0.654				
X/(Y-49)：A が 42 点	0.635					
X/(Y-50)：A が 41 点	0.658					
補正運動 FIM effectiveness	0.656	0.644	0.650	0.648	0.645	0.652

運動 FIM effectiveness＝運動 FIM 利得/（A-入院時運動 FIM）の分母にある数値。
入院時運動 FIM が 13〜18 点の場合，補正 FIM effectiveness が 0.65 に最も近くなったのは 41 点でなく 42 点であった。
入院時運動 FIM が 19〜24 点の場合，補正 FIM effectiveness が 0.65 に最も近くなったのは 63 点でなく 64 点であった。

(Tokunaga M, et al：Jpn J Compr Rehabil Sci 5：7-11, 2014. より引用)

に分け，FIM-M effectiveness〔FIM-M 利得/（A－入院時 FIM-M）〕が 0.65 程度になるような A の点数を求めた。その結果，入院時 FIM-M が 13〜18 で A を 42 点，19〜24 で 64 点，25〜30 で 79 点，31〜36 で 83 点，37〜42 で 87 点，43〜48 で 89 点，49〜90 で 91 点にすると入院時 FIM-M に依存しない指標となった（表 2-2）。この指標は，重症度が異なる病院や病棟間のアウトカムを比較する際に有用になると思われる。

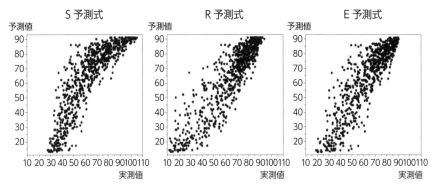

図 2-4 予測式別の実測値と予測値の相関
(Wada Y, et al：Jpn J Compr Rehabil Sci 10：71-76, 2019. より引用)

2-1-5 FIM 帰結予測

リハビリテーション医療を行ううえで，帰結予測は重要なテーマの一つとなる。『脳卒中治療ガイドライン 2015』[12] では，「予測には既に検証が行われている予測手段を用いることが望ましく，その予測精度，適用の限界を理解しながら使用するよう勧められる（グレード B）」としている。FIM の予測に関する文献は多数あるが，検証群を用いた検討は少ない，予測に用いる変数の信頼性が不十分なケースも存在し，活用する際は注意が必要である。

FIM を用いた予測研究としては，重回帰分析[13]，Heinemann ら[14] の FIM そのものを使うのではなく，Rasch Model により変換 FIM measure を用いた予測法などがある。Wada ら[15] は，退院時 FIM-M が従属変数の重回帰分析の予測式（S 予測式），入院時 FIM-M の逆数を用いた重回帰分析の予測式（R 予測式）[16]，FIM-M effectiveness が従属変数の重回帰分析の予測式（E 予測式）[17] を作成し，検証群で退院時 FIM-M の予測値を算出し，実測値と予測値の級内相関係数・実測値から予測値を引いた残差の絶対値を比較した。級内相関係数は S 予測式 0.86，R 予測式 0.90，E 予測式 0.89，残差の絶対値は，S 予測式 9.38 ± 6.62，R 予測式 7.30 ± 6.56，E 予測式 7.56 ± 6.45 で S 予測式と R 予測式，E 予測式の間に有意差（$P < 0.05$）を認めた（図 2-4）。このように，回帰分析による ADL 帰結予測式では，モデルを線形に近づける変換を加えて予測精度を高めることが望ましいであろう。

2-1-6 FIM の経時変化

『脳卒中治療ガイドライン 2015』[12] では，帰結予測による目標の設定，適切なリハビリテーションプログラムの立案，必要な入院期間の設定などを行い，リハビリテーションチームにより包括的にアプローチすることが勧められている（グレード B）。ADL の帰結予測を行う際には，初期の ADL 重症度に応じて ADL 得点経過が異なってくることに着目する必要がある。

水野ら[18] は全介助で回復期リハビリテーション病棟に入院した脳卒中患者の FIM 経時変化を報告している。この報告では FIM-M の合計が 13 点であった 64 名を，退院時 FIM-M 得点で変化なし群，小幅改善群（FIM-M 14〜33 点），大幅改善群（FIM-M 34〜91 点）の 3 群に分けている。大幅改善群 8 名中 4 名は入院時に認めた意識障害が入院中に改善した症例であり，3 名は入院時全失語であったが入院中に失語症状が改善してコミュニケーションが可能となった症例であった。FIM-M の改善例では FIM-C（FIM 認知項目合計）も改善していた（図 2-5）ことからも，ADL が全介助から大幅改善するケースは，見かけ上全介助となる要因が除去された場合にほぼ限られることが読み取れる。小幅改善群では移乗が改善したケースが最も多く（図 2-6），積極的に練習できた ADL 項目が改善していたと解釈できる。FIM の各項目を詳細に検討したり，FIM-M と FIM-C とに分けて分析することにより，日常臨床を深く解析することが可能である。

排尿障害が脳卒中に続発する頻度は比較的高く[19, 20]，脳卒中発症後の時期によって異なるといわれている[21]。また，排尿障害の有無が在宅復帰の可否と高い相関を示した報告[22] があり，ADL 動作の中でも重視されている項目の一つである。尾崎ら[23] は脳卒中患者で FIM 排尿項目が 1 点から 7 点へ改善した症例を検討した。この報告では，回復期リハビリテーション病棟入院時の FIM 排尿項目が 1 点から退院時に 7 点となった大改善群，入院時 1 点であり退院時に 7 点に至らなかった小改善群，入院時 2 点以上のコントロール群の 3 群に分けている。大改善群では，FIM 排尿項目だけでなく他の FIM 運動項目と FIM 社会的認知項目は他の 2 群に比べて改善が大きかったが（図 2-7, 8），FIM コミュニケーション項目では大きな差がみられなかった（図 2-9）。これは，入院時にできなかった非言語的な状況判断の改善により，FIM 運動項目の大幅な改善が得られたと解釈できる。こうして FIM を項目別に分析し，FIM 合計点や認知項目と比較することで，起こっていることの因果関係を推測する手がかりが得られる。FIM の合計点，運動項目，認知項目などの大項目，排尿，移乗などの小項目のいずれもが重要である。

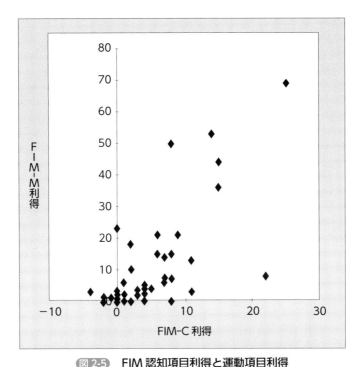

図 2-5 FIM 認知項目利得と運動項目利得
退院時運動項目が大幅に改善した群は，認知項目の改善も伴っていた。
（水野志保，他：臨床リハ 18：948-952, 2009. より引用）

　歩行能力の帰結は，排尿などの排泄動作と同様，転帰先や生活様式に与える影響が大きい。歩行能力の経時変化については，Jørgensen ら[24] が下肢運動麻痺の重症度別に BI の歩行項目を評価している。BI は自立歩行可能，介助歩行可能，歩行不能の 3 段階での評価のため，詳細な経過を知ることが困難である。また，歩行自立の阻害因子を検討した報告は多くみられるが，歩行能力ごとの検討は少ない。Tanino ら[25] は，入院時の FIM 歩行項目の得点（1〜7 点）と，SIAS 下肢運動項目合計を完全麻痺群（0 点），重度運動麻痺群（1〜5 点），中等度運動麻痺群（6〜10 点），軽度運動麻痺（11〜15 点）の 4 群に分けて歩行能力の経過を分析している。その結果，入院時 FIM 歩行項目が 1 点や 2 点の完全麻痺群は退院時の FIM 歩行が他の麻痺群に比べ有意に低いが，入院時 FIM 歩行項目が 3 点や 4 点になると，完全麻痺群でも多くの症例が 5 点以上となるなど，運動麻痺の影響が少なくなることが示された（図 2-10）。歩行能力の経過を 1 つの因子からみるのではなく，複数の因子から検討することで，より正確な目標設定が可能となる。

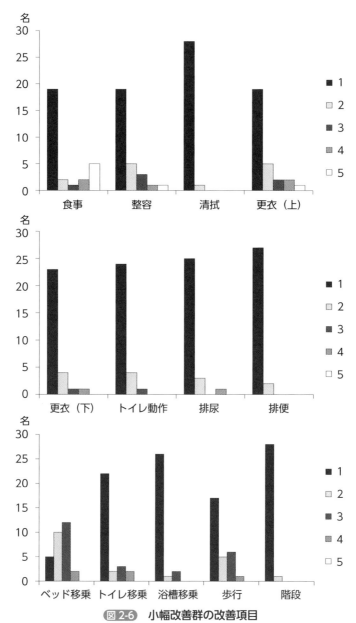

図 2-6　小幅改善群の改善項目

凡例 1〜5 は FIM 各項目の入退院得点変化量，1〜5 点の人数を示す。
ベッド移乗で 2 点以上に改善した症例が最も多い。

(水野志保，他：臨床リハ 18：948-952, 2009. より引用)

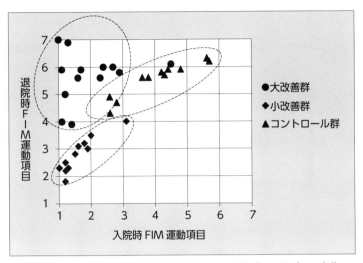

図 2-7 入院時と退院時の FIM 運動項目平均（13 項目）の変化

回復期リハビリテーション病棟入院時と退院時における FIM 運動項目平均値を散布図として示す。大改善群は排尿項目以外の項目でも他の 2 群に比べて改善が大きかった。

（尾崎幸恵，他：臨床リハ 21：1235-1238, 2012. より引用）

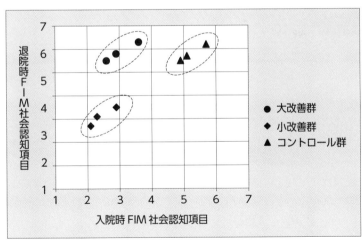

図 2-8 入院時と退院時の FIM 社会的認知項目（社会的交流・問題解決・記憶）平均の変化

回復期リハビリテーション病棟入院時と退院時における FIM 社会的認知項目平均値を散布図として示す。大改善群は他の 2 群に比べて改善が大きかった。

（尾崎幸恵，他：臨床リハ 21：1235-1238, 2012. より引用）

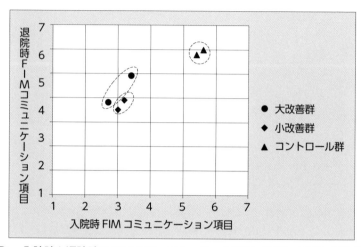

図 2-9　入院時と退院時の FIM コミュニケーション項目（理解・表出）平均の変化

回復期リハビリテーション病棟入院時と退院時における FIM コミュニケーション項目平均値を散布図として示す。大改善群は他の 2 群に比べて大きな改善は示さなかった。

（尾崎幸恵，他：臨床リハ 21：1235-1238, 2012. より引用）

2-1-7　転倒と ADL との関係

　転倒は，骨折や外傷などを引き起こし廃用症候群や寝たきりの原因となることがある。脳卒中患者の転倒の要因として性別，年齢，病巣，運動機能，知的能力，歩行能力などが挙げられる。

　Suzuki ら[26] は回復期リハビリテーション病棟に入院した脳卒中患者の，転倒とADL との関係を報告している。この報告では，転倒を生じる患者は転倒をしない患者に比べ入院時の FIM が低く，とりわけ入院時 FIM-M が 64 点以下，あるいは入院時 FIM-C が 24 点以下の患者は転倒の危険性が高い（表 2-3, 4）。また，鈴木ら[27] は，入院中の転倒回数で複数転倒群，1 回転倒群，非転倒群の 3 群に分け，FIM-M，FIM-C の重症度別に分析している（図 2-11）。FIM-M，FIM-C とも低得点の患者は複数回転倒する割合が高く，入院初期から転倒予防の対策をする必要があることが読み取れる。これは，FIM であれば認知項目も容易に採点できる利点を活かした例と考えられる。

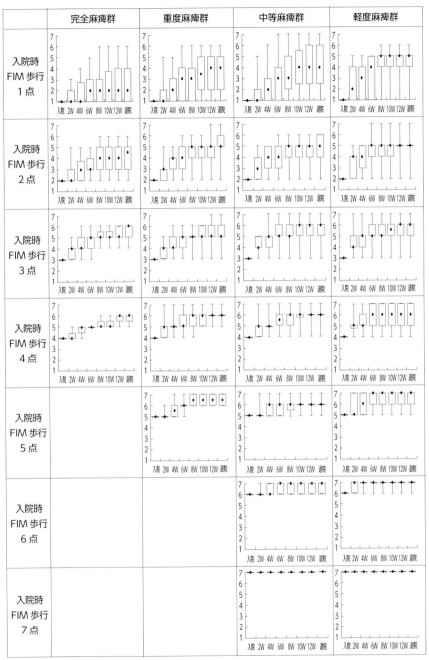

図 2-10 入院時 FIM 歩行得点，SIAS 下肢麻痺得点別の FIM 歩行の経過
(Tanino G, et al：Jpn J Compr Rehabil Sci 5：1-8, 2014. より引用)

表 2-3　FIM-M 合計点による転倒率と患者数，転倒数

	Motor subscores of FIM					
	13-25	26-38	39-51	52-64	65-77	78-91
All patients	26	24	45	57	72	28
Fallers	19	16	34	28	19	4
Non-fallers	7	8	11	29	53	24
Fall (times)	49	71	76	45	27	5
Inpatient days	102.0±59.5	100.3±30.6	93.8±41.9	74.5±31.6	64.2±34.1	57.6±19.6
Fall rate (times/10,000 patients-days)	184.7	294.9	180	106	58.4	31.0

(Suzuki T, et al : Exp Aging Res 31 : 457-469, 2005. より引用)

表 2-4　FIM-C 合計点による転倒率と患者数，転倒数

	Cognitive subscores of FIM					
	5-9	10-14	15-19	20-24	25-29	30-35
All patients	18	26	19	27	39	127
Fallers	108	18	10	20	22	41
Non-fallers	4	8	9	7	17	86
Fall (times)	24	55	17	54	45	78
Inpatients days	91.7±60.0	93.3±41.3	66.8±37.4	82.8±43.5	82.9±28.4	70.4±36.3
Fall rate (times/10,000 patients-days)	145.4	226.7	140	241.5	139.2	87.2

(Suzuki T, et al : Exp Aging Res 31 : 457-469, 2005. より引用)

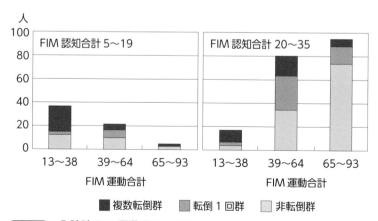

図 2-11　入院時 FIM 運動項目・認知項目の組み合わせと，転倒者の頻度

(鈴木亨，他：リハ医 43 : 180-185, 2006. より引用)

表 2-5 FIM 運動項目，認知項目の変化

| | Program | | Significance |
	Conventional	FIT	
Raw set			
FIM total			
At admission	80.9 ± 28.9	81.3 ± 28.7	NS
At discharge	97.1 ± 26.2	105.0 ± 21.7	$P<0.01$
FIM motor subscore			
At admission	55.6 ± 21.6	55.0 ± 55.6	NS
At discharge	69.6 ± 19.4	75.5 ± 15.9	$P<0.01$
FIM cognitive subscore			
At admission	25.3 ± 8.8	26.4 ± 9.3	NS
At discharge	27.5 ± 8.1	29.6 ± 7.4	$P<0.05$
Length of stay, days	81.1 ± 29.0	72.9 ± 28.9	$P<0.05$
FIM efficiency			
Total score	0.19 ± 0.14	0.33 ± 0.20	$P<0.01$
Motor subscore	0.17 ± 0.12	0.29 ± 0.17	$P<0.01$
Selected set			
FIM total			
At admission	95.3 ± 14.9	92.9 ± 15.9	NS
At 4 wks	105.0 ± 11.0	107.9 ± 12.6	NS
At 6 wks	106.9 ± 10.4	110.1 ± 12.1	NS
Comparison (conventional at 6 wks and FIT at 4 wks)			NS
At discharge	109.3 ± 9.3	114.7 ± 7.9	$P<0.01$
FIM motor subscore			
At admission	64.3 ± 12.9	60.6 ± 14.2	NS
At 4 wks	73.1 ± 9.5	74.3 ± 11.4	NS
At 6 wks	74.4 ± 8.8	76.4 ± 11.0	NS
Comparison (conventional at 6 wks and FIT at 4 wks)			NS
At discharge	77.0 ± 8.0	80.9 ± 6.9	$P<0.01$
FIM cognitive subscore			
At admission	31.0 ± 3.5	32.3 ± 3.3	NS
At 4 wks	31.9 ± 3.4	33.6 ± 2.5	$P<0.01$
At 6 wks	32.4 ± 3.1	33.7 ± 2.5	$P<0.05$
Comparison (conventional at 6 wks and FIT at 4 wks)			$P<0.05$
At discharge	32.3 ± 3.2	33.9 ± 2.3	$P<0.01$
Length of stay, days	80.0 ± 26.0	69.8 ± 22.4	$P<0.05$
FIM efficiency			
Total score	0.18 ± 0.11	0.32 ± 0.17	$P<0.01$
Motor subscore	0.16 ± 0.09	0.3 ± 0.14	$P<0.01$

FIT, Full-Time Integrated Treatment program

(Sonoda S, et al：Am J Phys Med Rehabil 83：88–93, 2004. より引用)

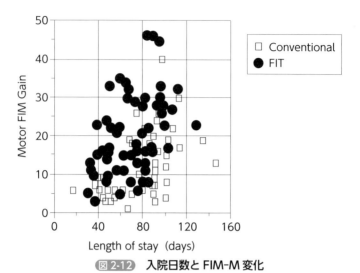

図 2-12 　入院日数と FIM-M 変化

(Sonoda S, et al：Am J Phys Med Rehabil 83：88-93, 2004. より引用)

2-1-8 　FIM を用いた訓練量などの治療効果検証

　訓練効果の検証に FIM は多く使用されている。Sonoda ら[28)] は，訓練室一体型病棟で 1 日中，週 7 日訓練を行う FIT program の効果を検証した。FIT program 開始前の時期に，通常訓練を週 5 日間行っていたデータを対照群とした。その結果，FIT program を行った群は，退院時 FIM-M，退院時 FIM-C，FIM-M 効率が有意に高く，在院日数が有意に短かった（表2-5，図2-12）。このことから，FIT program を行うことで，短い期間で高い FIM-M 利得が得られることが示された。その後，2006 年度の診療報酬改定により，回復期リハビリテーション病棟での訓練時間の上限が 1 日 6 単位（2 時間）から 1 日 9 単位（3 時間）に引き上げられた。そこで，渡邉ら[29)] は，1 日の上限が 6 単位であった 2005 年 4 月から 2006 年 3 月までに回復期リハビリテーション病棟を入退院した 6 単位群と，1 日の上限が 9 単位であった 2008 年 4 月から 2009 年 9 月までに入退院した 9 単位群を比較し，訓練量増加による効果を検証した。その結果，9 単位群の退院時 FIM-M，FIM-M 利得，FIM-M 効率が有意に高かった（図2-13）。このことから，訓練量を増加させることは，より高い ADL 帰結を可能にすることが示された。このように，訓練量や訓練内容が変化した際の効果判定として FIM を利用することは有用である。

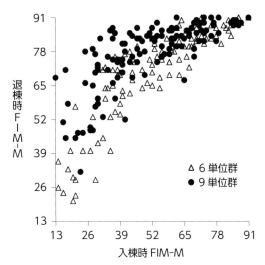

図 2-13 全対象患者の入棟時 FIM-M と退棟時 FIM-M との関係

6 単位群に対して 9 単位群は全体的に退棟時 FIM-M が高い値に偏位している。

(渡邉誠, 他:脳卒中 34:383-390, 2012. より引用)

■文献

1) Hamilton BB, Laughlin JA, Fiedler RC, et al:Interrater reliability of the 7-level functional independence measure (FIM). Scand J Rehabil Med 26:115-119, 1994.
2) 園田茂, 椿原彰夫, 田尻寿子, 他:FIM を用いた脳血管障害患者の機能評価 Barthel Index (BI) との比較およびコミュニケーションと社会的認知能力の関与. リハ医 29:217-222, 1992.
3) 田尻寿子, 猪狩もとみ, 沢俊二, 他:機能的自立度評価法 (FIM) による ADL 評価 Barthel Index との比較. 作業療法 10:115. 1991.
4) Kwakkel G, Wagenaar RC, Kollen BJ, et al:Predicting disability in stroke -a critical review of the literature. Age Ageing 25:479-489, 1996.
5) 園田茂:高密度・高強度リハビリテーション いかに行うか. リハ医 43:739-742, 2006.
6) Okamoto S, Sonoda S, Watanabe M, et al : Relationship between Functional Independence Measure (FIM) score on admission and influence of inhibitive factors in a comprehensive inpatient stroke rehabilitation ward. Jpn J Compr Rehabil Sci 9:59-65, 2018.
7) Granger CV, Dewis LS, Peters NC, et al:Stroke rehabilitation: analysis of repeated Barthel index measure. Arch Phys Med Rehabil 60:14-17, 1979.
8) 辻哲也, 園田茂, 千野直一:入院・退院時における脳血管障害患者の ADL 構造の分析 機能的自立度評価法 (FIM) を用いて. リハ医 33:301-309, 1996.
9) 二木立:脳卒中患者の障害の構造の研究 (第 3 報) 日常生活動作の構造の研究. 総合リハ 11:645-652, 1983.
10) 正門由久, 永田雅章, 野田幸男, 他:脳血管障害のリハビリテーションにおける ADL 評価 Barthel index を用いて. 総合リハ 17:689-694, 1989.
11) Tokunaga M, Nakanishi R, Watanabe S, et al:Corrected FIM effectiveness as an index independent of FIM score on admission. Jpn J Compr Rehabil Sci 5:7-11, 2014.
12) 脳卒中合同ガイドライン委員会:脳卒中治療ガイドライン 2015 [追補 2019 対応]. 協和企画,

2019.

13) Meyer MJ, Pereira S, McClure A, et al：A systematic review of studies reporting multivariable models to predict functional outcomes after post-stroke inpatient rehabilitation. Disabil Rehabil 37：1316-1323, 2015.

14) Heinemann AW, Linacre JM, Wright BD, et al：Prediction of rehabilitation outcomes with disability measures. Arch Phys Med Rehabil 75：133-143, 1994.

15) Wada Y, Sonoda S, Okamoto S, et al：Comparison of prediction formulas for total FIM motor score at discharge in post-stroke patients in comprehensive inpatient rehabilitation ward. Jpn J Compr Rehabil Sci 10：71-76, 2019.

16) Sonoda S, Saitoh E, Nagai S, et al：Stroke outcome prediction using reciprocal number of initial activities of daily living status. J Stroke Cerebrovasc Dis 14：8-11, 2005.

17) Tokunaga M, Watanabe S, Sonoda S：A method of calculating Functional Independence Measure at discharge from Functional Independence Measure effectiveness predicted by multiple regression analysis has a high degree of predictive accuracy. J Stroke Cerebrovasc Dis 26：1923-1928, 2017.

18) 水野志保，園田茂，奥山夕子，他：全介助で回復期リハビリテーション病棟に入院した脳卒中患者の帰結．臨床リハ 18：948-952, 2009.

19) Lorenze EJ, Simon HB, Linden JL：Urologic problems in rehabilitation of hemiplegic patients. J Am Med Assoc 169：1042-1046, 1959.

20) Sakakibara R, Hattori T, Yasuda K, et al：Micturitional disturbance after acute hemispheric stroke：analysis of the lesion site by CT and MRI. J Neurol Sci 137：47-56, 1996.

21) Stineman MG, Granger CV：Outcome, efficiency, and time-trend pattern analyses for stroke rehabilitation. Am J Phys Med Rehabil 77：193-201, 1998.

22) Wade DT：Stroke：rehabilitation and long-term care. Lancet 339：791-793, 1992.

23) 尾崎幸恵，園田茂，岡崎英人，他：脳卒中患者における FIM 排尿項目が 1 点から 7 点へ改善した症例の検討．臨床リハ 21：1235-1238, 2012.

24) Jørgensen HS, Nakayama H, Raaschou HO, et al：Recovery of walking function in stroke patients：the Copenhagen Stroke Study. Arch Phys Med Rehabil 76：27-32, 1995.

25) Tanino G, Sonoda S, Watanabe M, et al：Changes in the gait ability of hemiplegic patients with stroke in the subacute phase -A pattern based on their gait ability and degree of lower extremity motor paralysis on admission-. Jpn J Compr Rehabil Sci 5：1-8, 2014.

26) Suzuki T, Sonoda S, Misawa K, et al：Incidence and consequence of falls in inpatient rehabilitation of stroke patients. Exp Aging Res 31：457-469, 2005.

27) 鈴木亨，園田茂，才藤栄一，他：回復期リハビリテーション目的の入院脳卒中患者における転倒，転落事故と ADL．リハ医 43：180-185, 2006.

28) Sonoda S, Saitoh E, Nagai S, et al：Full-time integrated treatment program, a new system for stroke rehabilitation in Japan: comparison with conventional rehabilitation. Am J Phys Med Rehabil 83：88-93, 2004.

29) 渡邉誠．奥山夕子，登立奈美，他：回復期脳卒中患者における訓練単位増加と年齢別の ADL 改善との関係．脳卒中 34：383-390, 2012.

3章

機能的自立度評価法（FIM）
Q&A

3-1 総　論

Q 01：「割合を計算する場合」と「低い方の点数を採用する場合」の違い

　同一の項目が1日のうちで何回も繰り返し行われる場合には，それぞれの点数が異なる患者では，日内変動が生じているとして低い方の点数を採用する。たとえば食事動作について，朝食と昼食は準備の5点である患者が，夕食は最小介助の4点となれば，低い方の4点を採用する。

　1つの項目が複数の動作から成り立っているものは，自分でしている動作の割合を計算して採点する。たとえば整容動作は，「口腔ケア」「整髪」「手洗い」「洗顔」「ひげ剃りまたは化粧」の5つの動作から成り立っているため，5つの要素のうちいくつを自分でしているか，その割合を求めて採点する。割合を計算するものは他に，社会的交流，問題解決，記憶（日課，人の認識，依頼）などがある。

　一連の動作を細かく分割できる場合も，自分でしている内容の割合を計算して採点する。たとえば，清拭動作の部位10カ所，更衣動作上半身（右袖通し，背中を回す，左袖通し，整え），更衣動作下半身（右足通し，左足通し，引き上げ），トイレ動作（下げる，拭く，上げる）などがある。もちろん，更衣動作を1日に複数回行う患者で日内変動がある場合には，低い方の点数を採用する。

　往復動作では，往きと帰りが同一の性質と考えて，低い方の点数を採用する。たとえば，ベッドと車椅子の間の移乗動作では，車椅子への移乗とベッドへの移乗の自立度が異なっている場合には，平均するのではなく低い方の点数を採用する。他には，階段の昇降も往復動作と考える。しかし，更衣動作の着衣と脱衣は難易度が異なると考えて，往復動作の扱いには含まれない。着衣と脱衣で介助量が異なる場合には，衣類ごとに着脱の自立度を評価して，平均値を算出する。

　日内変動があるようにみえる場合でも，低い方の点数の採用とならない場合もある。たとえば，日中の排泄はトイレで行い，夜間は紙オムツを当てている患者では，トイレ移乗は日中の動作で評価する。夜間はトイレ移乗が行われないからである。トイレ動作に関しても，夜間に紙オムツを下げて排泄するなどの動作がない場合に

は，日中の動作で評価する。ただし，排泄コントロールは低い方の点数で採点する。排泄に関する項目は，それぞれ異なるので留意してほしい。

　また，感冒や発熱などの特殊な理由によってその日のみ安静を強いられている場合には，低い方の点数を採用するのではなく，その日の点数は採用しないこととしている。特殊な状況が継続するのであれば，その状態での点数となる。

Q 02：複数の評価項目で減点対象となる場合

　FIM では通常，1つの動作内容をどれか1つの項目で評価する場合が多いが，1つの内容が複数の評価項目において減点対象となる場合がある。たとえば，オムツの中に失便しているが交換を依頼することができない患者の場合，排便管理では全介助の1点となるが，問題解決でも減点となる。また，認知症患者では，不穏となって徘徊することがあるため傍で監視している必要がある場合には，移動（歩行）は監視の5点となるが，徘徊を見守ることは迷惑行為にもあたるため，社会的交流でも減点となる。

Q 03：介助しているのに，5点までしか下がらない場合

　FIM で5点と採点するのは，介助者が監視や助言，動作の準備を行った場合である。たとえば，食事動作を行う前にエプロンを装着すること，整容動作を行う前にタオルに石けんをつけておいたり，歯ブラシに歯磨き粉をつけておくこと，清拭動作の前に温度調節を行ったり，タオルに石けんをつけておくこと，ベッド移乗の前に車椅子の位置を変えること，浴槽移乗の前に滑り止めマットを敷くことなどは準備にあたる。しかし，実動作が始まった後に介助しているにもかかわらず，4点以下にならない場合がある。たとえば，更衣動作で義肢や装具のみを装着してもらう場合は，5点と採点する。紙オムツのみをつけてもらう場合も5点であるが，リハビリパンツは下着とみなされるため4点以下となる。紙オムツは補助具や装具として考える。トイレ動作では，拭く紙を手渡す介助は，5点となる。生理用品の操作も，生理の期間のみであるため5点と採点する。

3-2 セルフケア

3-2-1 食事 (eating)

食事の具体的採点例

点 数	具体例
6	・胃瘻であるが，チューブ類を自分で管理している。
5	・運ばれた後で食べ物をきざんでもらう。 ・誤嚥しないように食事の速さや一切れの大きさを監視している必要がある。
4	・最後に食器に残った食べ物をかき集めてもらう。 ・口の中に食べ物が溜まっていないか介助者が指で確認する必要がある。 ・誤嚥を防ぐためアイスマッサージなどの寒冷刺激を介助者が行う。
3	・食事用の装具を装着してもらい，スプーンで食べ物をすくう際に介助が必要であるが，そこから口に食べ物を自分で運んでいる。皿の固定具と長いストローを用いる。
2	・食べ物まで手を伸ばす，食べ物をすくう，そこから口まで運ぶ動作のすべてに介助を要するが，患者自身も多少協力をしてくれる。
1	・咀嚼や嚥下は可能であるが，食べ物を口にはまったく運べない。

(基礎編より再掲)

Q04：食事の形態による評価の違いは？

■ 食事形態による減点

　食事動作には介助が必要でない患者で，嚥下障害や手の麻痺などの障害があるため，「おにぎり」や「お粥」などの食べやすい形態に変更してもらう場合には，あらかじめ医師の指示によって厨房で調理しているのであれば，補助具と同様の扱いで6点となる。しかし，配膳時や直後，食事を開始する前に介助者が患者の目の前でおにぎりを作るのであれば，準備の5点と採点する（図3-1）。嚥下調整食（図3-2）についても，通常は厨房で作っているので，補助具の扱いと考えて，6点と採点する。

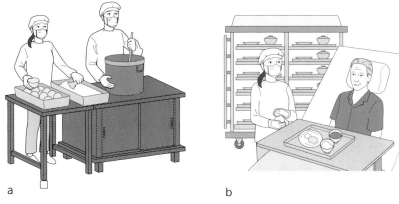

図 3-1 食事形態の補助具扱いと準備扱い

a. 厨房での調理。補助具扱いとなる（6点），
b. 配膳時の形態変更・調整。準備扱いとなる（5点）

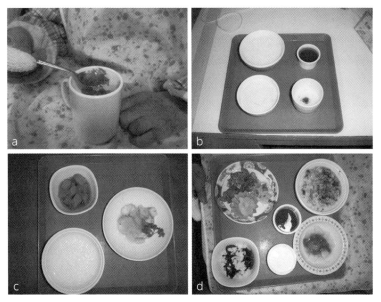

図 3-2 嚥下調整食

a. 開始食（ゼリー），b. ムース食，c. 半固形食，d. 全粥食
日本摂食嚥下リハビリテーション学会では，ゼリー食から全粥食までを１，２－
１，２－２，３，４の５段階に分類している。

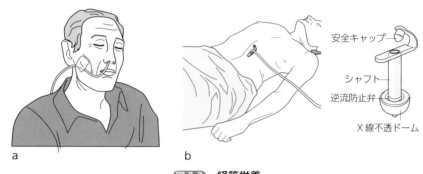

図 3-3 経管栄養
a. 経鼻胃管，b. 胃瘻

■ 減点の対象とならない場合

　嚥下障害があるわけではなく，患者の嗜好を取り入れて「お粥」を選択した場合には，減点の対象ではない。この場合，食事動作に介助が必要ないとすれば，自立の7点と採点する。健常者でもその嗜好により七草粥を食べることがあるが，それと同様のものと考える。粥食は，障害への対応である場合のみ減点の対象とする。

　高血圧に対する減塩食や，糖尿病に対する糖尿病食なども，障害への対応ではないため減点されない。

■ 経管栄養

　経管栄養（経鼻胃管や胃瘻など）の場合には，自分で管理している割合で採点する（**図3-3**）。準備から片づけまでを自分で管理していれば，補助具の使用と考えて6点となるが，介助者がすべて介助している場合には1点と採点する。

　経口による食事摂取と経管栄養を併用している場合には，日内変動として低い方の点数を採用する。平均したり，計算したりすることはない。1日に2食を自立して経口摂取（7点）していたとしても，他の1食について全介助による経管栄養（1点）を受けていた場合には，低い方を採用して1点とする。皮下埋め込み型中心静脈アクセスポート（CVポート）による栄養管理も，経管栄養に準じて採点する。

■ 機能改善による形態変更

　入院した時点では嚥下障害の対応である「ムース食」を自己摂取できていた患者（修正自立の6点と採点）が，嚥下障害の改善によって食形態を「常食」に変更したが，介助者が食べやすくカットすることとなった。このような場合には，準備に

相当するので，点数が 5 点に下がる。患者によっては，機能の改善によって点数が下がることがあり得る。

Q 05：義歯などの補助具を使用する場合の採点は？

■ 義歯・インプラント

総義歯を使用して食事動作が自立している場合には，補助具の扱いとなり，修正自立の 6 点とする。食事動作の直前・直後に義歯の脱着を行う患者で，義歯の準備や装着に介助が必要な場合には，5 点と採点する。部分義歯の場合には，毎日取り外して洗う必要があるものについては，総義歯と同様に補助具の扱いとする。インプラントは取り外すことがないので，食事動作が自立している場合には，補助具の扱いとはならず，自立の 7 点となる。

■ スプーン・フォーク・自助具

スプーンやフォークは健常者も用いることがあるため，補助具の扱いとはしない。ただし，柄の部分を太くするなどの工夫を行ったもの（自助具）を用いる場合には，補助具の扱いとなる（図 3-4）。スプーンにカフがついている自助具を使用する場合，食事前に介助者に装着してもらう必要があれば，準備の 5 点と採点する。

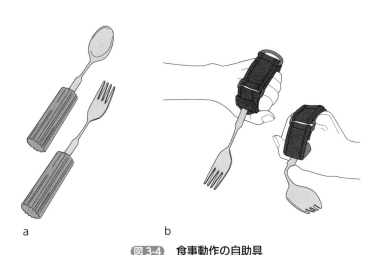

a   b

図 3-4 食事動作の自助具
a. 太柄のスプーン・フォーク，b. カフつきスプーン・フォーク

06：食事中の介助による減点は？

■ 介助のタイミング

　食事の途中で介助者が食器の位置を変更した場合には，25％未満の介助にあたると考えて，最小介助の4点と採点する。食事開始前に食器の位置を整えるのであれば，準備の5点と判断する。

　1回の食事の中で，初めは自己摂取可能であるが後半から介助を受けた場合には，自分で摂取した時間あるいは自分で食べた量から，その割合を算出して採点する。たとえば，15分間自分で食べて，5分間の介助を受けたとすると，$15 \div 20 = 0.75$で，75％以上を自分で行っているため，最小介助の4点となる。

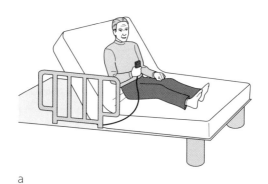

a

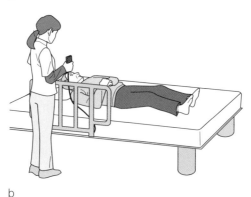

b

図 3-5　ギャッチアップの操作
a. 自分で操作，b. 介助者が操作

■ 車椅子やリクライニングの調節

　食事を行うために姿勢の調節を行う必要がある場合には，車椅子やベッドのリクライニング角度を設定する操作が減点の対象となる。ギャッチアップの姿勢調整などを自分で電動スイッチを使って行えば修正自立の6点となり，介助者が操作を行うのであれば準備の5点と採点する（図3-5）。

■ 日内変動

　朝と昼はエプロンを介助でつけてもらうのみで自己摂取できる患者（準備の5点に相当）が，夜のみ最小介助（4点）を受けた場合には，日内変動であるため，低い方の点数を採用して4点とする。

3-2-2 整容 (grooming)

整容の具体的採点例

点 数	具体例
6	・自助具を自分で手にはめて，口腔ケア，整髪を自分で行っており，ほかの整容も自立している。
5	・水や櫛をベッド脇に持ってきてもらえば，入れ歯を自分ではずして水につけ，髪をとかし，手を洗えている。 ・頭部外傷のため，ほとんどのことに指示をもらわないと整容を行えない。
4	・すべての整容の項目に最小介助が必要である。たとえば，あごの下のみひげを剃ってもらう，後ろ髪のみとかしてもらう，目のまわりのみ洗ってもらう，非麻痺側の指間のみ乾かしてもらう。 ・化粧をしない女性患者で，整容の残りの4活動のうち1活動に介助が必要である（75%していると考える）。
3	・口腔内の清潔，整髪，手洗い，洗顔，ひげ剃りのすべての項目について，それぞれ50%ほどはしている状態である。

(基礎編より再掲)

整容の5要素の具体的点数イメージ

要 素*	点 数	具体的イメージ
口腔ケア	4	・義歯を自分で洗うが他人に洗浄液につけてもらう。 ・自分で歯を磨くが，すすいでもらう。
	3	・片麻痺患者で，口の開きにくい麻痺側の奥歯を磨いてもらう。
	2	・前歯のみ自分で磨く。
手洗い	4	・石けんをつけてもらい，手を乾かして（拭いて）もらう以外は自分で行う。
	3	・指間を洗ってもらう。
	2	・片手を洗ってもらい，もう一方の手も一部洗ってもらう。
洗 顔	4	・顔を乾かして（拭いて）もらうのみ介助を要する。
	3	・洗い残しを洗ってもらい，顔を乾かして（拭いて）もらう。
	2	・顔を洗ってもらい，自分で拭く。
整 髪	4	・髪をとかせるが束ねてもらう。 ・後ろの髪だけとかしてもらう。

*整容「全体」ではなく，整容の5要素の中での点数イメージである。ここまで細かく考えなくても，整容全体として「している・介助」のパーセントとして捉えて構わない。

(基礎編より再掲)

Q 07：5 つの要素の介助量が異なる場合は？

■ 基本の計算方法

　整容動作では，「口腔ケア」「整髪」「手洗い」「洗顔」「ひげ剃りまたは化粧」の5つの要素のうち，自立している割合で採点することとなっている。たとえば，口腔ケア，手洗い，洗顔が自立で，整髪，ひげ剃りが介助の場合には，5分の3（60％）が自立のため，中等度介助の3点となる。普段から習慣がない，そもそも行わないという要素がある場合には，その要素を除いた他の要素の平均で採点する。たとえば，ひげは剃らないという男性の場合，残り4つの要素のうち，自立している割合で採点する。

　また，整容動作には爪切りは含まれず，採点対象外となる。整容動作は最低限必要なものから構成されるが，爪切りは，最低限必要なものとはみなされないためである。

■ 自立の程度が異なる場合

　各要素の自立度が同程度ではなく異なっているという場合には，各要素の自立度の割合を平均してもよいこととなっている。たとえば，口腔ケアは準備，手洗いは最小介助，洗顔は中等度介助，整髪は最大介助，ひげ剃りは全介助という場合には，自立度は（100＋75＋50＋25＋0）÷5＝50％で，中等度介助の3点となる。

Q 08：口腔ケアの手段による違いは？

■ 電動歯ブラシ・義歯

　健常者でも，電動歯ブラシを日常的に使用している場合がある。それと同様に好みやこだわりで電動歯ブラシを使用している場合には減点されず，自立していれば自立の7点となる。障害があるため，電動歯ブラシなしでは口腔ケアが自分で行えないという場合には，修正自立の6点となる。

　総義歯を使用している場合，義歯の洗浄と口腔ケアが自立していれば自立の7点となる。部分義歯の場合も同様である。義歯と自分の歯の両方について，自分で洗っている割合を求め，それを平均して採点する。義歯は食事動作を助ける道具であり，整容動作のために使用する道具ではないので，使用していること自体では補

助具扱いの減点には該当しない。義歯の脱着の介助も整容動作の項目に含まれていないため，整容動作としては減点としない。義歯を洗うことは自立しているが，夜間に洗浄液につけてもらうことだけを介助してもらった場合には，最小介助の4点となる。

■ 習慣の違い

　歯磨きの習慣がない，あるいは残歯がないという場合で，マウスウォッシュを使った洗浄やうがいのみ行っている場合には，それを口腔ケアと考えて採点してもよいこととしている。食後や就寝前にうがいさえも行わないという場合には，口腔ケアを除いた4項目によって整容動作の評価を行う。

清拭の具体的採点例

点 数	具体例
7	・足先を洗おうとせず，ほかは自立している。介助者は関与しない。 ・身体を乾かす目的でバスローブ（バスローブガウン）を用いれば，清拭が自立している（バスローブは「簡単に用いられる代替物」と考える）。
6	・入浴の際，長柄スポンジ，入浴ミット，義手，上肢装具などの補助具の使用を必要とする。 ・滑り止めマットを敷くなど安全性の考慮が必要であるが，介助者が監視するほどではない。 ・失調症状があり身体を安定させるためにシャワーチェアが必要で，それ以外は自立していて介助者不要である。
5	・準備の時点で布を絞ってもらう。 ・湯の温度調節に無頓着なため，入浴またはシャワーの直前になって湯の温度を調節してもらう。
4	・身体すべてに対して，たとえば各部位を洗う前にタオルをすすいでもらったり，毎度絞ってもらうなどの最小介助を要する。
3	・身体すべてに対して，中等度介助を要する。 ・80％を自分で洗うが，すすぎと乾かしはすべて介助者が行う（洗うことは乾かすことよりも重視される）。
2	・身体すべての部位に対して，最大介助を要する。すなわち洗い，すすぎ，乾かすことの半分以上を介助してもらっている。

(基礎編より再掲)

Q 09：入浴時の補助具，介助についての採点は？

　入浴の際に洗体は自立しているという患者で，下肢や体幹の安定性が悪いために滑り止めマットを使用した場合や，低い椅子に座れないためにシャワーチェア（図3-6）が必要な場合に，それを介助者に用意してもらったときには，準備の5点と採点する。自分で準備した場合には修正自立の6点となる。しかし，これらの補助具が施設に常備設置されている場合には，患者が補助具を必要としているかによって点数が異なる。明らかに必要でないという場合には，自立の7点と判断してよいこととしている。

　湯を浴槽に張ることのみを介助してもらった場合には，この操作自体が清拭動作

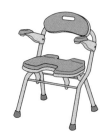 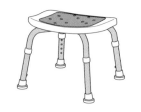 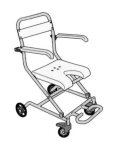

図 3-6　シャワーチェア

の評価項目に含まれないので，減点とはしない。

　洗体は自立しているが，流すときにシャワーヘッドを介助者が持っている場合には，介助量に応じて採点する。

　感染症のために個室シャワーを使用している場合には，その状況での介助量を評価する。

Q 10：平均を計算する場合，低い方の点数を採用する場合の違いは？

■ 洗わない部位，不十分な洗い方

　清拭動作では，身体を 10 カ所に区分して，自分で洗えた部位の割合で採点するが，習慣などによって洗わない部位がある場合には，その部位を除いて，自分で洗えた割合を計算して採点する。ただし，患者が洗わない部位を介助者が介助して（洗って）いるのであれば，その部位は採点の対象となり減点される。

　洗い方が不十分なために介助者が介助する場合には，当然のことながら減点の対象となるが，洗い方が不十分であっても本人が気にしていないため問題とせず介助が行われないという場合には，減点とはならない。

■ 洗う動作と拭く動作

　「洗う」動作と「拭く」動作とで自立の割合が異なるという場合には，低い方の点数を採用するのではない。低い方を採用する場合というのは，日内変動が生じている場合である。洗う動作と拭く動作は，一定時間内の一連の動作に該当する。この場合には，洗う動作（10 カ所）と拭く動作（10 カ所）のすべてを押し並べて平均

し，自立の割合（％）を算出して採点する。たとえば，洗う動作では左上肢と左大腿の自立度が 100％で，それ以外が 50％，拭く動作では左上肢と左大腿の自立度が 75％で，それ以外が 25％とする。洗う動作と拭く動作が同一負担量の場合は，$(100 \times 2 + 50 \times 8 + 75 \times 2 + 25 \times 8) \div 20 = 47.5\%$ となり，25％以上 50％未満を自分でしているため最大介助の 2 点となる。

3-2-4 更衣 (dressing)

更衣（上半身）の具体的採点例

点 数	具体例
7	・ボタンが多くついていて，ワイシャツのように見え，病棟の外を歩くのに十分かっこ良いパジャマを用いていて自立している（「社会的に受け入れ得る」としてよい）。
6	・義手を自分でつけて，それを用いることにより更衣が自立している。
5	・監視，準備が必要。また更衣を続けるのに指図が必要。または洋服入れから取り出してもらうことが必要。 ・アームスリングをつけてもらっている。
4	・自分でかぶれるが，肩の部分がおかしいのを触る程度に手伝って直してもらう。 ・ブラジャーのフックをかけてもらうのみでブラジャーを腕に通すことやほかの服を着ることはしている。 ・ベッド上でかぶり脱ぎをしているが，支えなしではバランスが悪いためガウン型の服の，首の後ろのひもを止めてもらう。
3	・トレーナーのみを着ていて，片腕を通し，頭からかぶり，もう片腕を通し，そしてトレーナーを胸から腹に引き下ろすという4動作のうち，両袖を通すことを介助してもらう（2／4はしていると考える）。
2	・シャツで片袖を通してもらい，背中から服を回してもらい，ボタンをしてもらう。

(基礎編より再掲)

更衣（下半身）の具体的採点例

点 数	具体例
7	・市販のベルクロテープ留めのスニーカーを用いている（余計な費用なしに買える）。
6	・自立しているが，補助具（ファスナー引き上げ器，更衣棒，リーチャー，靴下介助器，上肢義肢装具）または下肢の改造衣服を必要とする。
5	・ベッドの間が狭すぎて車椅子が通れないため，看護師が患者の服を取ってこなければならないが，更衣自体は自立している。 ・弾性ストッキング（装具と同様に考える）を介助してもらうが，ほかの更衣は自立している。 ・紙オムツを使っており，それだけが介助で，ほかの更衣は自立している（装具と同様）。
4	・ズボンの片足を通してもらうことのみの介助である。 ・靴ひもを結ぶことだけを介助してもらっている。
3	・下着，ズボン，靴下，靴の場合，下着とズボンは足に通せて上げられるが，靴下，靴を介助してもらう。
2	・介助者がパンツやズボンを膝まで通すと，残りを自分で行う。靴下と靴，ズボンのファスナーを介助してもらう。
1	・患者は衣服を引き上げてもらう際に，左右に転がる程度以下しか行っていない。

(基礎編より再掲)

Q 11：病衣の扱いはどう考える？

■ 採点対象となる衣服の定義

　更衣動作の採点は，「社会的に受け入れられる衣服」によって行うとしており，寝間着（浴衣のような和式の衣類）や病衣（入院患者用の衣類）は採点対象外となっている。では，社会的に受け入れられる衣服とは，どんなものをいうのだろうか。FIMでは「外出しても不自然でない衣服」と定義している。すなわち，院外にあるコンビニなどに買い物に出かけても差し障りのない衣服であれば，評価してよいとしている。最近はジャージタイプの病衣を着ている患者も多い。ジャージやパーカー，スポーツウェアなどでも，患者本人が外出して恥ずかしくないと考えるのであれば，採点対象となる。バスローブガウンやナイトガウンは，一般には屋外に着て出かけないので，採点対象外と考えられる（図3-7）。

　パジャマなのかジャージなのか区別が困難な衣服であっても，本人がそれを着てコンビニなどに行けるのであれば，採点対象とする。コンビニに着て行くのが恥ずかしいとすれば，採点対象外となる。したがって，年齢や社会環境によっても異なることが考えられる。

　1日中，寝間着とガウン（gown and robe）しか着ておらず，脱着は自分で行う場合は，2点と定められている。

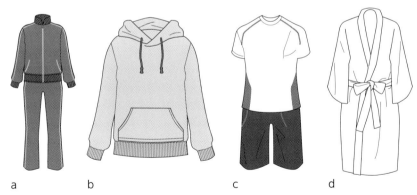

図 3-7　採点対象の衣服と対象外の衣服
a．ジャージ，b．パーカー，c．スポーツウェア，d．バスローブガウン
通常，a，b，cは採点対象，dは採点対象外となることが多い。

パジャマから衣服への更衣動作

　朝，パジャマを脱ぐときは80%自立しており，衣服を着るときは50%自立している場合には，平均してよいこととし，50%以上75%未満を自分で行っているため，中等度介助の3点となる。

Q 12：平均を計算する場合，低い方の点数を採用する場合の違いは？

■ 基本の計算方法

　一連の動作を分割することができる場合には，各要素の自立度を平均して採点する。上半身では「右袖を通す」「背中へと回す」「左袖を通す」「裾を引いて整える」の4つに分割する（図3-8）。下半身では「ズボンの右足を通す」「左足を通す」「引き上げる」の3つに分割する。ズボンにチャックがついている場合やベルトを使用する場合には，その操作も項目に加えて平均する。ズボンの他に下着や靴下，靴を含めて採点する場合には，4つの項目を平均して採点する。ズボンと下着は自立しているが靴下と靴は50%の介助を必要としている場合には，$(100＋100＋50＋50)÷4＝75$ となり，75%以上を自分で行っているため，最小介助の4点と採点する。

　着衣と脱衣で介助量が異なる場合には，衣類ごとに着脱の自立度を評価して，平均値を算出する。着衣と脱衣で難易度が異なると考えられるからである。

　「靴下を履かない習慣」のように，1つの衣類が欠ける場合があれば，それを削除した項目の平均値を計算して採点する。

■ 日内変動がある場合

　一連の動作が1日に複数回あり，日内変動によって朝と夜とで点数が異なる場合には，低い方の点数を採用する。

Q 13：着脱が難しい衣服や環境についての採点は？

■ 着脱が難しい衣服

　襟をきちんと整える衣服や，ひもを結ぶタイプの衣服など，着脱が困難な衣服については，患者がそのような衣服を日常的に着ているのであれば，その難易度によ

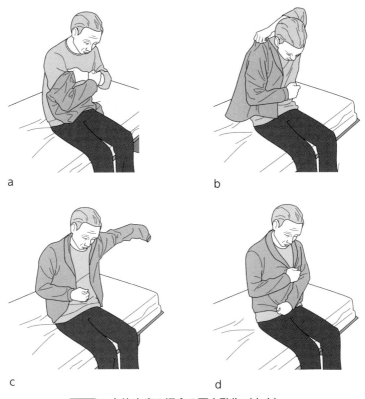

図 3-8　右片麻痺の場合の更衣動作（上衣）
a. 右袖を通す，b. 背中へと回す。よい方の手で上着の襟を握る，
c. 左袖（よい方の袖）を通す，d. 裾を引いて整える

らず，介助量によって評価する。たまに着るだけであれば，採点対象とはならない。

　季節によって衣服が変わり，自立度が変化するということはあり得る。当然，冬季の方が衣服の数が多くなり点数が低くなる可能性がある。しかし，FIM は現在の状態を評価するものであり，冬季と夏季の点数を平均したり，低い方を採用したりするものではない。

　前開きシャツを着る日と，かぶりシャツを着る日があるという場合には，頻度の多い方で採点する。前開きシャツとかぶりシャツを重ねて着ている場合には，両方について評価する。他の衣服も含めたすべての着脱について，どの程度を自分で行っているかを平均して採点する。

■ 入浴前後の着脱

入浴前後の更衣動作は特殊な環境下であるため，採点対象から除外することとなっている。しかし，着替えを行うのが入浴の前後のみであるという患者の場合には，その環境で評価してもよいとされている。

Q 14：紙オムツ，リハビリパンツ，尿とりパッドの違いは？

紙オムツやリハビリパンツ（リハパン），尿とりパッド（尿パッド）も衣服の一種とみなし，更衣（下半身）の採点に含める。しかし，失禁した際の取り替えは，更衣動作ではなく「排泄コントロール」の項目で評価する。紙オムツは面ファスナーや粘着テープのつけ外しが必要となるため，難しいものと判断されており，紙オムツのみ介助を要する場合には，5点までしか下がらないと決められている。しかし，リハパンや尿パッドは着脱が難しくはないので，下着のパンツと同様に考えて採点する。リハパンや尿パッドのみ介助を要する場合には，4点となる（図3-9）。

更衣動作においては，紙オムツやリハパン，尿パッドを使用していても，介助が不要な場合には修正自立（補助具使用）とはならず，自立の7点と採点する。紙オムツなどは，更衣動作を助けるための道具ではないからである。

紙オムツやリハパン，尿パッドの取り扱いは，「トイレ動作」，「排泄コントロール」，「トイレ移乗」のそれぞれで採点方法が異なるので，各動作の項を参照してほしい。

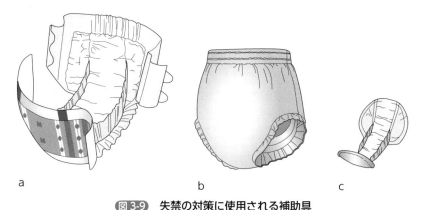

a   b   c

図3-9　失禁の対策に使用される補助具
a．紙オムツ，b．リハビリパンツ，c．尿とりパッド

Q 15 : 更衣動作中に関連内容を介助した場合は？

■ 患者の身体に触れた場合

　更衣動作それ自体への介助は必要なくとも，更衣動作中に体幹を支える介助を行うと減点となる。少し支える程度であれば最小介助の4点となるが，それ以上ならば，その介助量に合わせて採点する。更衣動作中に支える必要はなく，更衣動作に入る前，たとえば椅子に移乗する際に体幹を支える場合は，減点とはならない。

■ 補助具の使用，準備を行った場合

　更衣動作に介助は不要であっても，更衣動作中に手すりを使えば修正自立の6点となり，衣服の準備が必要ならば5点となる。ただし，入浴の前後にのみ更衣動作を行うことが取り決められている施設で，着替える衣服を施設側が毎回準備する決まりとなっている場合は，能力に応じて判定する。明らかに準備も含めて自立可能と考えられる患者では，減点の対象とせずに自立の7点と採点する。

■ 通常と異なる姿勢での更衣動作

　端座位や立位ではふらつくため下半身の更衣動作がうまくできないという患者で，臥位であれば自立している場合には，安全性の配慮が必要として6点となる。安全性の配慮は必要ないが，本人の好みによって臥位で着替える場合には減点としない。上半身の更衣動作も同様で，立位ではふらつくが座位で行えば自立するという安全性の配慮が必要ならば，修正自立の6点となる。

3-2-5 トイレ動作 (toileting)

トイレ動作の具体的採点例

点数	具体例
7	・ストーマの管理の前後に衣服を整えており（単にシャツやセーターを上げ下げする），ストーマを清潔にしている。
6	・手すりにつかまることで，排泄後自分で拭いており，衣服の上げ下ろしをしている。 ・義足をつけているが，完全に自立している。
5	・介助者が拭く紙をあらかじめまとめて折っておく。 ・生理用品の介助は要るが，通常の衣服の上げ下げ，拭くことは自分でしている。
4	・拭いたり着衣を直すときに，バランスを崩さないように支えてもらう必要がある。 ・たまにファスナーの上げ下ろしなどを手伝ってもらう。
3	・排泄後の清潔を介助してもらい，ズボンのファスナーを上げる程度の介助をしてもらうが，ほかは自分で行っている。
1	・排便後拭いてもらう。排泄前後の衣服の上げ下げの際，自分では身体を左右に動かすのみ。 ・トイレ動作は，日中6回を6点レベルで行うが，夜間は2回を1点レベルで行っている。

(基礎編より再掲)

Q 16：3つの要素の介助量が異なる場合は？

■ 計算方法

トイレ動作は，「衣服を下げる」「お尻を拭く」「衣服を上げる」の3つの要素のうち，自立している割合で採点することとなっている。たとえば，衣服を下げることと衣服を上げることが自立で，お尻を拭くことが介助の場合には，3分の2（67％）が自立のため，中等度介助の3点となる。しかし，3つの要素の自立度が同程度ではなく異なっているという場合には，各要素の自立度の割合を平均してもよいこととなっている。「衣服」といっても，ズボンやスカート，下着（ズボン下やパンツ）など，種々のものが含まれるからである。たとえば，衣服を下げることは最小介助，お尻を拭くことは全介助，衣服を上げることは最大介助という場合には，自立度は（75 + 0 + 25）÷ 3 = 33％で，最大介助の2点となる。

排尿動作と排便動作は異なるが，低い方の点数を採用する。特に男性の排尿動作は，通常は拭く動作がないので，排便動作も含めて評価する。

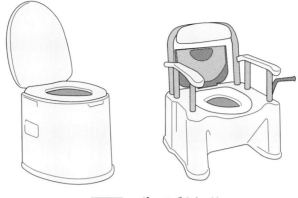

図 3-10　ポータブルトイレ

■ ポータブルトイレの使用

　ポータブルトイレ（図 3-10）を使用して排泄する場合と通常のトイレで排泄する場合とで，トイレ動作の介助量が異なるという患者では，普段している方で採点する。日中はトイレ，夜間はポータブルトイレという場合には，低い方の点数を採用する。ポータブルトイレを使用すること自体は，トイレ動作では減点とならない。ポータブルトイレを使用して 3 つの要素に介助が不要の場合には，自立の 7 点となる。

Q 17：紙オムツ，リハビリパンツ，尿とりパッドを使用している場合の採点は？

■ トイレ動作で減点される場合

　トイレ動作では，紙オムツやリハビリパンツ（リハパン），尿とりパッド（尿パッド）を使用していても，「衣服を下げる」「お尻を拭く」「衣服を上げる」の 3 つの要素に介助が必要ない場合には，修正自立（補助具使用）にはならず，自立の 7 点と採点する。紙オムツなどは，トイレ動作を助けるための道具ではないからである。ただし，それらの上げ下げなどを介助される場合には，減点の対象となる。紙オムツのみの上げ下げに介助を要し，ズボンの上げ下げや拭くことは自立しているという場合には，紙オムツを補助具として扱い 5 点と採点する。リハパンや尿

パッドは紙オムツよりも易しいと考えて，通常の下着と同様の扱いとし，上げ下げに要する介助量で判断する。尿パッドは通常，パンツの中に貼って使用するが，パンツの上げ下げを含む3要素は自立しており尿パッドの交換や位置の修正のみを介助した場合には，最小介助の4点とする。

■ トイレに行かない場合

日中も紙オムツを装着し，すべて失禁のためトイレには行かないという場合には，衣服の上げ下げと紙オムツの着脱・交換の介助量によって評価する。介助はまったく不要という場合には，自立の7点と採点する。オムツ交換のみ介助を受け，ズボンの上げ下げや拭くことは自立しているという場合には，紙オムツを補助具として扱い5点と採点する。オムツ交換を含んでズボンの上げ下げも介助してもらうという場合には，全介助の1点となる。

■ 夜間のみ紙オムツを使用する場合

日中はトイレで排泄し，夜間のみ紙オムツを使用している場合には，日内変動による低い方の点数を採用する。夜間に紙オムツ内に失禁している場合には，そのオムツの交換に介助を要するかどうかも加味して採点する。

Q 18：トイレ動作中に関連内容を介助した場合は？

■ 患者の身体に触れた場合

トイレ動作の3要素の介助は必要でないが，トイレ動作中に身体を支えている必要がある場合には，更衣動作の場合（Q16）と同じ要領で評価し，片手で支える程度であれば4点，それ以上ならばその介助量に合わせて採点する。拭き残しがあるかどうかのチェックが必要な場合には，介助者が確認の際に患者の身体に触れているはずと考えて減点となる。拭き残しを確認するだけであるならば，最小介助の4点と採点する。

■ その他の介助

ウォシュレットを使っている患者で，ボタンに手が届かないために介助を要する場合には，「お尻を拭く」という動作の一部を介助してもらったとみなして，その割合で評価するため，4点以下となる。健常者もウォシュレットを使うため，使用

すること自体は，減点の対象とはならない。

　トイレ動作の 3 要素は自立しているが，お尻を拭くためのトイレットペーパーを切ったり折ったりすることを介助しているという場合には，トイレ動作の準備にあたると考えて 5 点と採点する。

　トイレ動作の終了後に水を流してもらうという介助については，この操作自体がトイレ動作の評価の項目に含まれないので，減点されない。「排尿管理」「排便管理」の項目においても同様で，水を流す行為は評価項目には含まれていない。

■ 装具を使用している場合

　短下肢装具や長下肢装具などを装着している患者で，服の上げ下げの際に脱着を介助してもらう必要がある場合には，減点の対象となり介助量によって採点する。トイレ動作の 3 要素に介助を必要としない患者で装具の脱着を必要としない場合には，トイレ動作そのものに装具が必要かどうかで判断する。装具を装着しなければトイレ動作が自立しないという場合であれば，修正自立の 6 点となる。装具を装着しなくてもトイレ動作は介助なしにできるという場合には，減点とならず自立の 7 点となる。

3-3 排泄コントロール

3-3-1 排尿管理 (bladder management)

排尿管理の具体的採点例

点 数	具体例
7	・人工透析を受けていて自尿はない。
6	・吸収パッドを用いて失敗しないで完全に自立している。 ・自己間欠導尿で，器具を準備し，尿器を空にすることまで含めて自立している。
5	・失禁はしないが，夜間用いるポータブルトイレの準備のみをしてもらう，たとえば介助者がポータブルトイレのバケツを取り替えてあげている。 ・昼は歩行器でトイレへ，夜は差し込み便器を用意してもらうことで自立，40日に1回失敗する程度である。
4	・失敗は週1回未満，月1回以上である。尿器の準備をすれば，排尿は自分でしている（失敗では4点，尿器の準備で5点になるが，低い方をとって4点）。 ・患者が尿器を必要とする場合には常に看護師に伝えており，看護師は尿器を支えているだけ，またはペニスを単に尿器に置くだけである。 ・日中6回トイレに行き（FIMの6点），夜間は介助者が尿器を当てると患者が尿意を教え，適切なときに括約筋を緩め，そして閉めることで2回排尿し，失敗はしない（日中の得点より悪い夜間の4点を採用する）。 ・1日1回以上介助で導尿してもらうが，自尿の頻度の方が，介助による導尿の頻度より多い。 ・集尿器を使用していて，指示のもとに集尿袋を空にし，自分でコンドームをつけ，管をつなぎ，夜間用の集尿器に変えている。コンドームの操作に関連して，月に2回失敗した。 ・コンドームカテーテルを介助してもらうが，尿を捨てたり袋やチューブを管理するなど，残りの排尿管理を自分で行っている。
3	・差し込み便器を用い，保持することが難しくて週1〜2回失敗する。 ・排尿と同回数の導尿をしてもらっている，たとえば自尿が5回，介助による導尿が5回の場合。
2	・毎日失敗するが，本人が失敗を減らす手伝いをしている。 ・介助による導尿の頻度の方が自己導尿より多い。
1	・毎日失敗し，本人が失敗を減らす手伝いをしていない。 ・看護師による時間誘導（起きること，トイレまで歩くことを完全に看護スタッフに依存している）により通常のトイレを用い，こぼさずに排尿する。

（基礎編より再掲）

Q 19：排尿管理における介助量の評価とは？

　排尿管理においては「失敗の頻度」と「介助量」の両方を評価し，その低い方の点数を採用する。失敗とは尿失禁ではなく，紙オムツの後始末ができないこと，すなわち汚したものの後始末に介助を必要としていることをいう。また，排泄物が紙オムツの範囲を超えて衣服や寝具まで汚れた場合にも，失敗と判断される。介助量とは，排尿する際に要する介助や，紙オムツの後始末の介助に関して，その内容や回数が含まれる。

■ 失敗の頻度による評価

　失敗の頻度による点数のつけ方は，表3-1 の通りである。失敗はしていないが，紙オムツやリハビリパンツ（リハパン），尿とりパッド（尿パッド）を使用している場合は，補助具使用とみなされ修正自立の6点となる。

■ 介助量による評価

　介助量による評価では，介助の回数については表3-2 の通りである。介助の具体的な内容のうち，ポータブルトイレを準備してもらう場合や，集尿器に溜まった尿や紙オムツ，尿パッドを捨てることのみ依頼する場合は，準備と考えて5点となる。ポータブルトイレを使用している場合で，自分で準備できる場合は減点にはならない。尿器に排尿する患者で，尿器を陰部に当ててもらうことのみ依頼して介助を受けている場合は，最小介助の4点と採点する。すべて尿失禁で後始末ができない場合であっても，紙オムツやリハパン，尿パッドの取り換えを依頼することができる場合は最大介助の2点，取り換えの依頼もできない場合は全介助の1点と採点する。

■ 空振り，薬剤の使用

　尿意を感じたときにトイレまで連れて行ってもらうという患者で，空振り（トイレに行ったが，尿は出なかった）となった場合でも，そのことで減点されることはない。空振りは失敗とはみなされないからである。

　過活動膀胱を抑制する薬剤や尿道括約筋を緩める薬剤など，排尿に関係する薬を使った場合は，修正自立の6点となる。しかし，高血圧や心不全に投与される利尿剤の使用は減点の対象とはならない。

表 3-1	排尿・排便の失敗の採点
得 点	失敗頻度
7	失敗しない
5	月1回未満
4	週1回未満
3	1日1回未満
2	毎日

表 3-2	導尿など，排尿の介助の採点基準
得 点	排尿介助
7	なし
5	週1回以下
4	1日1回未満 毎日：自分でする回数＞してもらう回数
3	毎日：自分でする回数＝してもらう回数
2	毎日：自分でする回数＜してもらう回数
1	毎日：してもらうのみ

20：昼間と夜間で排尿方法が異なる場合は？

　日中はトイレ排泄で自立している患者が夜間は紙オムツを使用していて，失禁した紙オムツの交換を依頼によって介助してもらうとすれば最大介助の2点，依頼もできないとすれば全介助の1点となる。昼間と夜間で排泄方法が異なる場合の原則は，低い方の点数を採用することになっているからである。

　たとえば，日中は自立の患者であっても，夜間のみポータブルトイレを準備してもらって失禁していない場合は，夜間の点数を採用し準備の5点となる。同じく，夜間のみ尿器を当ててもらって排尿する場合や，夜間用の集尿器をセットしてもらう場合は，最小介助の4点となる。

21：カテーテル管理が必要な場合の採点は？

　間歇的導尿か持続的カテーテル留置かにかかわらず，カテーテル挿入を介助してもらっている場合には，介助量は全介助の1点となる。カテーテル挿入が自立の場合には，集尿器の管理や尿の廃棄が自立しているならば補助具使用の6点となり，尿の廃棄を依頼しているならば準備の5点となる。

排便管理（bowel management）

排便管理の具体的採点例

点数	具体例
7	・2週に1回など，たまに坐薬を自分で用いる。 ・プルーンなどの天然下剤（余分な治療費がかからない）を用いている。
6	・看護師に便軟化剤を配ってもらっている（薬を配ることは通常の病院業務と考え減点しない，軟化剤を使っていることで6点）。 ・便失禁であるが，紙オムツを用いて排泄された便を受け，自分できれいにしている。 ・月に3～5回坐薬を使い，それを介助してもらう。
5	・1日おきに坐薬を用いて排便しており，毎回坐薬の準備をしてもらうか，監視が必要である。
4	・坐薬を挿入してもらい（1日おきなど，挿入してもらうこと自体は頻度が多くても4点までしか下がらない），自分でトイレへ行って排便を行う。失敗はこの1カ月で1回だけである。 ・便軟化剤を使用して，便失敗はあるが1週に1回未満である。
3	・失便は10日に1回程度ある。自分で排便動作の50～75%行う。
2	・失敗は週1回未満である。下剤を使用しても出にくく，浣腸の介助を行う必要がある。患者は姿勢を保持する協力をしている（失敗では4点，介助量は2点レベルなので低い方の2点となる）。
1	・ほぼ全介助，毎日失便する。取り替えの依頼はできない。

（基礎編より再掲）

 22：排便管理も排尿管理と同様に考えるのか？

　排尿管理の採点と同様，排便管理の場合にも「失敗の頻度」と「介助量」の両方を評価し，その低い方の点数を採用する。失敗とは便失禁ではなく，紙オムツの後始末ができないこと，すなわち汚したものの後始末に介助を必要としているこという。また，排泄物が紙オムツの範囲を超えて衣服や寝具まで汚れた場合にも，失敗と判断される。

■ 失敗の頻度による評価

　失敗の頻度による点数のつけ方は，排尿管理と同様で，表3-1の通りである。失敗はしていないが，紙オムツやリハビリパンツを使用している場合は，補助具使用とみなされ修正自立の6点となる。

■ 介助量による評価

　介助量の評価にあたっては，排便する際に要する介助や，紙オムツの後始末の介助を考えて，どの程度を自分で行っているかの割合で採点する。便失禁した紙オムツの交換を介助してもらう患者では，依頼することができる場合には最大介助の2点，依頼ができない場合には全介助の1点と採点する。

■ 採点の期間

　排便は排尿の場合とは異なり，毎日あるとは限らない。そこで，最大72時間までを考えて採点する。しかし，失敗の頻度を正確に調べるとすれば，最大1カ月まで追いかけなければ判断できないことになる。

Q 23：坐薬，浣腸，下剤の採点上の扱いは？

■ 坐 薬

　坐薬を使用している場合，その坐薬を自分で挿入しているならば，毎日使用していても修正自立の6点となる。挿入することの介助は，特例で4点までしか下がらないこととなっている。坐薬の挿入を週に3回以上行ってもらう場合は，最小介助の4点，週2回以下ならば5点と決められている。

■ 浣 腸

　浣腸の場合には，坐薬のように特例は適用されず，介助量で評価することとなっている。自分で浣腸を行っている患者の場合には，修正自立の6点となる。便失禁の後始末の介助をまったく受けていない患者で，浣腸の施行は全介助であるという場合には，最大介助の2点と定められている。もちろん，便失禁の後始末の介助も受けているという場合には，1点まで減点される可能性がある。

■ 下 剤

　下剤を服用している患者の場合，下剤は内服であり，補助具として考える。下剤を定期的に服薬することとなっている場合には，修正自立の6点となる。定期的に服用する下剤の服薬管理を自分でできないとしても，減点されない。服薬管理は，「問題解決」の項目で採点することになっているからである。ただし，定期的に服

薬するのではなく，その都度，服薬を行うかどうかの調整を看護師によって行われるのであれば，監視の5点となる。

Q 24：ストーマを使用している場合の採点は？

　ストーマ（人工肛門）を使用している場合には補助具と考えて，便の廃棄やバッグの交換などが自立している場合には，修正自立の6点となる（図3-11）。介助によって便を廃棄してもらっている場合には，オムツ交換の場合と同様に考えて，介助を依頼できるかどうかで点数が異なる。依頼することができる場合には最大介助の2点，依頼ができない場合には全介助の1点と採点する。

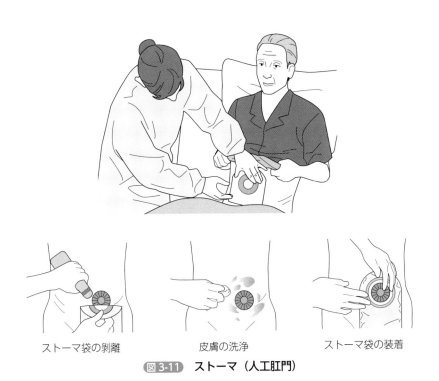

ストーマ袋の剥離　　　　　皮膚の洗浄　　　　　ストーマ袋の装着

図3-11　ストーマ（人工肛門）

3-4 移　乗

3-4-1　移乗：ベッド・椅子・車椅子
(transfer：bed, chair, wheelchair)

移乗（ベッド・椅子・車椅子）の具体的採点例

点　数	具体例
7	・自分で起きて立ち上がり，歩行器で移動して座る。
6	・義足を使用しているが，完全に自立している。 ・車椅子を用いて移乗が自立していて，車椅子自体が移乗を容易にしている。
5	・車椅子のロックや椅子の位置決めに介助または監視が必要である。 ・布団や毛布の管理ができない（準備をしてもらう）ものの，一人で移乗している。 ・徘徊などの理由で抑制されていて，抑制を外す必要があるものの，抑制除去後は一人で移乗している。
4	・介助者が腰ひもに触れて導くが，持ち上げることはない。
3	・手を添えてもらい，ある程度引き上げてもらうと可能である。 ・ベッドからの起き上がりが完全介助で，乗り移りが完全自立である場合。
2	・身体を持ち上げながら，回してもらう必要がある。
1	・リフターに乗せてもらい，運んでもらう。

(基礎編より再掲)

Q 25：ベッド移乗での減点対象は？

■ 車椅子，その他の器具

　車椅子を使用していること自体は，移乗動作では補助具の使用には当たらず，減点されない。しかし移乗の際に，車椅子のアームサポート（アームレスト）やベッド柵，タンスの取っ手などを保持した場合には，補助具を使用したと判断され，修正自立の6点となる。張り紙やマーキングなどによって動作手順の指示を受けた場合も，安全性の配慮と考えて，修正自立の6点となる。

　移乗の直前に車椅子の向きを変えてもらうことや，車椅子のフットサポート

（フットレスト）の上げ下げを介助してもらうこと，点滴スタンドや集尿器などを動かしてもらって移乗しやすくするという介助は，準備の5点と採点する。しかし，移乗の途中で点滴スタンドを動かしてもらった場合には，最小介助の4点となる。移乗の途中で車椅子をおさえてもらって揺れないようにすることも，最小介助の4点と採点する。

26：介助量が変動する場合の採点は？

■ 移乗動作の往復による変動

　ベッドから車椅子への移乗と車椅子からベッドへの移乗で介助量が異なるという場合には，往復動作，すなわち同じ動作の中での日内変動と考えて，低い方の点数を採用する。

■ 介助者による変動

　介助者が男性であれば1人介助で移乗可能であるが，介助者が女性であれば2人介助を要するという場合には，通常行われている方法で採点する。1日の中で，男性が介助にあたる場合もあり，女性が介助にあたる場合もあるということであれば，日内変動と考えて低い方の点数を採用する。

■ 症状による変動

　パーキンソン病や重症筋無力症など，症状の変化が起きるために介助量がその都度変わるという場合には，日内変動と考えて低い方の点数を採用する。

3-4-2　移乗：トイレ（transfer：toilet）

移乗（トイレ）の具体的採点例

点　数	具体例
7	・トイレのふたの開け閉めができないので，開けたままでいる。開けたままでも何の問題もない。 ・自立しているが，病院のすべてのトイレの便座が一律に高く改造されている（患者のための改造ではない，と考える）。
6	・手すりを持って，トイレに移乗している。 ・ベッド脇のポータブルトイレで，手すりを使って自立している。
4	・通常の高さのトイレでは2点レベルであるが，実際用いている，高くしてあるコモードチェアでは4点レベルである。 ・介助者が触れるくらいで立ち上がり，服を下ろしてもらうと座れる。
3	・車椅子への移乗時，多少引き上げてもらう，座るのを少し助けてもらう。
2	・介助者にかなり引き上げてもらい，かつ回してもらう。
1	・差し込み便器を使っているため，移乗は行わない。

（基礎編より再掲）

Q 27：トイレ移乗での減点対象は？

■ ポータブルトイレの使用

　ポータブルトイレを使用していること自体は，移乗動作では補助具の使用にはあたらず，減点されない。しかし，移乗の際にポータブルトイレの手すりやベッド柵を保持した場合には，補助具を使用したと判断され，修正自立の6点となる。また，時間がかかり過ぎる（平均の3倍以上が目安）場合も，修正自立の6点となる。備えつけの手すりを持つことはなく便座に手を置いて移乗した場合には，特別な道具を使用しているのではないため，減点されることはない。自立の7点と採点される。

　ポータブルトイレの設置に介助を受けた場合も，移乗動作の評価においては準備にはあたらず，減点の対象とならない。「排泄コントロール」の項目の評価では，減点の対象となる。

　日中は通常の洋式トイレを使用し，夜間はポータブルトイレを使用するという患者で，両者の点数が異なる場合には，日内変動であるため低い方の点数を採用する。

　和式トイレを使用しているという場合には，移乗して座るという動作がないため，①便器をまたぐ，②しゃがむ，③立つなどの動作によって評価する。

■ 自立して歩ける患者の評価

　普段，自立で歩いている患者の場合には，便器に近づいて座ることと立ち上がることで採点するが，その際に手すりを使用しなければ自立の7点となる。

Q 28：紙オムツを使用している場合の採点は？

　1日中紙オムツを使用しトイレ移乗を行わないという場合には，全介助の1点と採点する。しかし，日中はトイレ排泄であるが，夜間のみ紙オムツを使用しており，夜間はトイレもポータブルトイレも使用しないという場合には，移乗動作としては日中のトイレ移乗で評価する。紙オムツは使用しているが，夜間も尿意時にトイレ移乗を行うという場合には，1日のうちで最も低い点数を採用する。

　移乗する能力はあるが，感染性胃腸炎などの特殊な理由によって，その日のみ紙オムツ使用となって移乗動作を行わない場合には，その日の点数は採用しないこととしている。特殊な状況が継続するのであれば，トイレ移乗しない場合には，全介助の1点となる。

　移乗：浴槽・シャワー
（transfer：tub，shower）

移乗（シャワー・浴槽）の具体的採点例

点 数	具体例
6	・浴槽周囲の手すりと，滑り止めマットを用いて自立している。 ・シャワーチェアや浴槽腰掛けを使って自立している。
5	・浴槽の腰掛けに自分で移乗しているが，表面が濡れているため監視を望んでいる。
4	・シャワーチェアから移乗するのに椅子をおさえていてもらう必要がある。 ・歩行器から自分で浴槽に移り，左足は自分で入れるが，右足は介助を要する。その際，手すりにつかまっている。
3	・両足の出し入れを介助する。 ・多少引き上げてもらう，浴槽をまたぐ際，持ち上げてもらう。
2	・立ち上がる際，介助者にかなり持ち上げてもらう。回るときに支えてもらい，シャワーチェアに腰を下ろす際も手伝ってもらう。

(基礎編より再掲)

Q 29：介護浴槽（機械浴）使用の場合の採点は？

　ストレッチャー型やチェアインバスなどの介護浴槽（機械浴）は，電動式で機械的に入浴を介助する装置であるため，浴槽移乗の採点には特別の配慮を行う（図

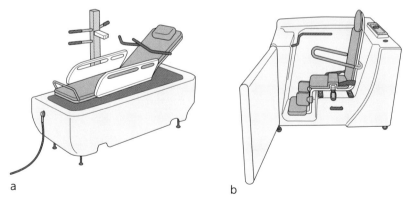

a　　　　　　　　　　　　　　　　　　b

図 3-12　介護浴槽（機械浴）
a．ストレッチャー型，b．チェアインバス

3-12)。介護浴槽に付属するストレッチャーやチェアへの移乗が自立しており，湯に浸かることのみ電動式で介助を受ける場合には，中等度介助の3点とする。しかし，ストレッチャーやチェアへの移乗動作に介助が必要な場合には，介助量を考えて，さらに減点する。

　また，浴槽移乗では，浴槽の種類によって採点方法が変わることはない。介助量によって採点するのが基本である。

　ベッドサイドで清拭するのみの患者では，浴槽移乗自体を行っていないため，全介助の1点となる。

Q30：シャワーチェアを使用する場合の採点は？

■ シャワーチェアの使用

　通常の浴槽ではなくシャワーチェア〔図3-6（➡ p.64）〕を使用すること自体は，移乗動作においては補助具の使用にはあたらず，減点されない。「清拭」の項目の評価では，シャワーチェアの使用は減点の対象となる。車椅子からシャワーチェアに移乗する際に，車椅子から立ち上がる動作は手すりを持って自立しており，立った状態で介助者が車椅子とシャワーチェアを入れ換え，その後に自分でシャワーチェアに座るという場合には，最小介助の4点と採点する。介護浴槽を使用する場合よりも高得点となる。移乗の途中でシャワーチェアをおさえてもらって倒れないようにする場合も，最小介助の4点と採点する。

　シャワーチェアを使用して修正自立の6点であった患者が，浴槽を使用した移乗訓練を開始することによって，浴槽移乗に介助が必要なために点数が最小介助の4点に低下するというようなことは，現実にはあり得る話である。また，浴槽を使用する日とシャワーチェアのみ使用する日が同程度の場合は，低い方の点数とする。

■ 評価の対象外となる介助

　シャワーチェアへの移乗は，浴室内で行われるとは限らない。車輪つきチェア（図3-6）の場合，脱衣所で移乗してから浴室内へ移動する。この場合の移乗動作の評価は脱衣所で行われる。また，患者の部屋から浴室までの移動の介助は，浴槽移乗の評価の対象外である。これは「移動」の項目で評価される。

　下肢や体幹の安定性が悪いときに使用する滑り止めマットは，浴槽移乗の項目ではなく「清拭」の項目で補助具として扱われる。

3-5 移 動

3-5-1 **移動：歩行・車椅子**
(locomotion：walk，wheelchair)

移動（歩行・車椅子）の具体的採点例

点 数	具体例
7	・アームスリングまたはフィラデルフィア装具を装着しながら 50 m 歩行は自立していて，アームスリングなどが歩行そのものには影響を与えていない場合。
6	・両ロフストランド杖を使って 50 m 歩いている。 ・義足を使用しているが，完全に自立している。 ・車椅子で，片手片足を用いて 50 m 自走し，回転も自分でしている。
5	・車椅子を 15 m 以上（たとえば 20 m）自立して走行している。 ・身体機能的には歩けるが，徘徊してしまうため監視が必要である。 ・這い這いで自立している（歩行と記載する）。
4	・介助者に手を触れてもらう程度で 50 m 歩行する。 ・車椅子で 50 m 以上移動し，ドアの敷居を越えるときのみ介助してもらう。
3	・1 人の介助者に支えられたり，足を運んでもらって 50 m 歩く。 ・車椅子を 50 m 以上自走しているが，曲がるたびに介助が必要である。すなわちまっすぐにしか進めない。
2	・15 m を移動するのに監視または介助を要する。 ・本人主体で 40 m を 1 人介助で歩く。
1	・退院時に歩行中心の人で，入院時には歩行と車椅子を併用している（歩けないでいる時間帯があると考えた場合）。 ・車椅子を 15 m 未満しか自分で走行していないか，まったく自走していない。

(基礎編より再掲)

Q 31：移動の距離による採点とは？

　車椅子にしても歩行にしても，まずは 50 m 以上を移動しているかどうかで区分するが，これは屋外移動を想定している。50 m 未満の場合には，15 m 以上を移動する場合の自立度で評価するが，これは屋内歩行を想定している。

■ 屋内自立の特例

　50 m 以上の移動を介助されていたとしても 15 m 以上が自立あるいは修正自立であれば 5 点と採点するが，これは屋内自立の特例である。たとえば，病棟内で 15 m を自立歩行している患者が，50 m 先の食堂へ歩いて行くときには軽度介助が必要という場合には，15 m の自立歩行を優先して 5 点となる。15 m を監視・指示で歩いている場合には，特例は適用されず 2 点と採点する。また，移動距離が 15 m 未満の場合には全介助の 1 点となる。

■ 途中で休んでいるとき

　歩行や車椅子での移動において，途中で休憩したり立ち止まったりした場合，50 m 以上を移動しているか，15 m 以上を移動しているかの判断が難しくなる。このような場合には，介助者が「途中で休んでいる」と判断したなら，そこまでの連続移動距離によって採点することとしている。

Q 32：車椅子と歩行のどちらを採点するか？

■ 入院時の採点

　移動の手段の最終評価は車椅子か歩行かのいずれかに決定するが，退院時に，「最も頻繁に行う移動手段」を評価の採点と定める。あらかじめ入院時に歩行の点数と車椅子の点数の両方について評価を残しておく方がよい。退院時の移動手段として車椅子を使う方が多い場合には，入院時の歩行の点数を廃棄する。歩行することが多い場合には，入院時の車椅子の点数を廃棄する。

　たとえば，入院時には車椅子では 15 m を自立していたので 5 点，歩行は 50 m 以上を最大介助であったので 2 点の患者がいたとする。退院時の移動手段として歩行が中心となった場合に，その歩行の状態が 50 m 以上を最小介助の 4 点であったとすれば，入院時の車椅子の点数（5 点）は廃棄する。車椅子の点数を残していると，見かけ上の点数が 5 点から 4 点に下がることとなってしまう。

　上記は FIM のルールであるが，診療報酬上の課題が生じている。すなわち，回復期リハビリテーション病棟では，入院時の FIM 運動項目の点数を初月の診療報酬請求の際に届け出ることになっている。退院時の移動手段を待たずに入院時の移動手段を決める必要がある。そこで，入院時に退院時の移動手段を予測して，車椅子か歩行のいずれかを決めて請求書に記載することになる。

■ 車椅子，歩行以外の移動手段

　歩行でも車椅子でもない移動手段として，這って移動する場合には，歩行と同様に考えることとしている。実際に 50 m を支障なく這っているのであれば，歩行のルールに従って自立の 7 点と採点する。通常は屋外を這うことはないであろうが，屋内を自由に這うとすれば，15 m 以上を自立していると考えて 5 点と採点する。歩行による移動が 50 m 未満の場合に，車椅子以外の手段，たとえば自転車を使用して 50 m 以上を移動できるのであれば，原則に準じて 6 点と採点する。

Q 33：日中と夜間，補装具などにより変動する場合の採点は？

■ 日中，夜間での変動

　日中は 50 m 以上を歩行自立である患者が，夜間はトイレまで（50 m 未満）車椅子を使用して自分で行くという場合には，まずは「最も頻繁に行う移動手段」を考える。この患者では日中の歩行と考えられるので，歩行自立の 7 点と採点する。日内変動として低い方の点数を採用するのではない。

　日中は 50 m 以上を歩行自立，夜間は歩行自立ではあるが 50 m 未満しか歩かないという患者の場合，夜間は誰でも 50 m 以上を歩行する必要がないため，採点は日中の移動手段で行う。この患者では，日中の歩行自立で 7 点と採点する。

■ 状況による変動

　訓練室では 50 m 以上を最小介助で歩いているが，病棟では 15〜49 m を最小介助で歩いている患者が，散歩では 50 m 以上を車椅子で介助してもらって出かけるとすれば，「最も頻繁に行う移動手段」を考えると歩行となる。この患者では，訓練室での 50 m 以上が特殊で，病棟での 15〜49 m が普通している移動手段と考えると，15 m 以上を最小介助で歩くこととして 2 点と採点する。

■ 症状による変動

　移動する能力はあるが，感冒や発熱などの特殊な理由によって，その日のみ安静を強いられている場合には，その日の点数は採用しないこととしている。特殊な状況が継続するのであれば，移動しない場合には全介助の 1 点となる。

■ 補装具による変動

　4脚杖（4点杖）を使用すれば50m以上を監視下で歩ける（5点）患者が，T字杖（1本杖）では50m以上の歩行で最小介助（4点）となる場合には，「最も頻繁に行う移動手段」によって採点する（図3-13）。

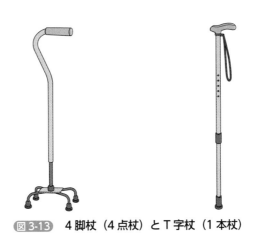

図 3-13　4脚杖（4点杖）とT字杖（1本杖）

Q 34：歩行には直接関係のない補助具の扱いは？

　歩行時にアームスリングを使用している場合，アームスリングを装着すると歩行しやすくなるというのであれば，修正自立の6点となる。しかし，アームスリングを装着しなくても歩行が自立しているというのであれば，自立の7点となる。

　歩行時に酸素ボンベカート（図3-14）を使用している場合，歩行に直接関わる医療器具や薬剤ではないため，減点の対象とはならない。ただし，押して歩くタイプの場合など，歩行器のように歩行を助けることに関わっているのであれば，補助具の扱いとなる。

　車椅子で移動することは自立している患者が，同時に点滴を受けている場合，その点滴スタンドの移動に介助が必要であるとすれば，その介助は減点の対象となる。

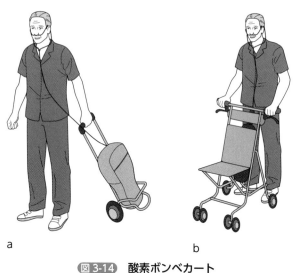

図 3-14 酸素ボンベカート
a. 引くタイプ，b. 押すタイプ

Q 35：車椅子移動での方向転換の介助は？

　車椅子で移動する際，方向転換の介助を行った場合，3点または4点となる。「曲がるたびに介助が必要で，直進しかできない場合」は，中等度介助の3点となる。「方向の微調整」のみ介助が必要で，操作はほとんど自立しているという場合には，最小介助の4点と採点する。

Q 36：移動における安全性の配慮とは？

　50 m 以上を自分で移動している患者で，移動の際に安全性の配慮が必要な場合には，修正自立の6点となる。たとえば，離院のリスクを回避するために GPS つき携帯電話を持たせることなどが必要な場合や，転倒による骨折予防のためにヒッププロテクターを装着した場合，歩く場所を限定している場合などが該当する。
　認知症患者で徘徊している場合には，目的のない歩行と判断し，監視や声かけが常時ではなく時々必要であれば，監視の5点と採点する。

移動：階段 （locomotion：stairs）

移動（階段）の具体的採点例

点　数	具体例
7	・通常階段を使わないが，必要ならば問題なく使える。 ・転落の危険なく 12〜14 段の階段昇降または，4 段の階段の 3 往復を介助者や補助具なしに適切な時間内に安全に行える。
6	・手すりを必要とするが，自立している。 ・義足を使用しているが，完全に自立している。
5	・12〜14 段の階段昇降が可能であるが，転落の危険性のため監視を要する。 ・4 段の階段は自立して昇降できるが，息切れなどのため 12〜14 段はできない。
4	・ひと続きの階段を，手すりを用い，一人の介助者にバランスをとってもらって昇降する。
3	・12〜14 段の昇降を行うが，介助者に支えてもらい，次の段に足を進めてもらう。
2	・8 段の階段を触ってもらう程度で昇降する。 ・4〜6 段を 1 人介助で昇降し，その労力の 1 / 4 以上が自力である。
1	・けがの危険性のため行わなかった。 ・関節リウマチ患者で，朝のこわばりの際には 1 点レベルで，夕方には 5 点レベルの場合。 ・階段の上りは 3 点で，下りは 1 点である（低い得点を採用する）。

（基礎編より再掲）

Q 37：どんな種類の階段で採点するとよいのか？

　病院内では大半の患者がエレベーターを使用するため，階段の評価だけは「しているADL」ではなく実際に行わせて採点してよいことになっている。通常は，病院の中にある階段を使用して評価するが，リハビリテーションセンター内にある歩行訓練用階段（図 3-15）を使用して評価することもできる。この場合には，段数が少ないので繰り返し昇降することで採点してもよいとしている。また，階段の段差は建物ごとに異なるが，FIM においては高さについての取り決めはない。評価では，「平均的な階段」を想定している。あえて低い段差のものを選ぶというのでなければ，どの階段で評価してもよい。

　エスカレーターは昇降する階段を想定したものではないので，階段の評価には使用できない。通常の階段を使用して評価する。

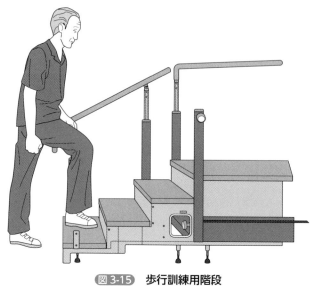

図 3-15 歩行訓練用階段

Q 38：昇降する段数による採点とは？

　まずは 12～14 段を昇降できるかどうかで区分するが，これは 2 階までの移動を想定した段数である。12～14 段未満の場合には，4～6 段を昇降する場合の自立度で評価するが，これは屋外から家屋に入る際の段差を想定している。

■ 階段の特例

　12～14 段の昇降を介助されていたとしても，4～6 段を自立あるいは修正自立で昇降できれば 5 点と採点するが，これは階段の特例である。4～6 段の昇降に監視や指示が必要な場合には，特例は適用されず 2 点と採点する。また，昇降できる数が 4～6 段未満の場合には，全介助の 1 点となる。

3-6 コミュニケーション

3-6-1 理解 (comprehension)

理解の具体的採点例

点数	具体例
7	・評価者，看護師などにとっては外国語であるが，患者の母国語としては何の問題もない。
6	・難聴があり「左からでは聞こえないので右から話してください」といい，右から話せば何の問題もない。 ・補聴器を使おうとしない難聴患者で，一日中大きめな声で話しかけなければならないが，そうすれば完全に理解している（環境の調節が行われたと考える）。
5	・食事や疼痛への投薬の必要性や，身体介助など日常のことについての質問を理解している。テレビは見ているが，より複雑な内容の筋は追えず，微妙なユーモアは理解しなかった。
4	・「腕が痛まれますか」「投薬を望まれますか」では患者から返答がなく，「薬が欲しいですか」で患者から反応ある。すなわち，介助者は短いながらも完全な文で話しているが，患者にわからせるためには言葉を選ぶ必要がある。
3	・「痛いですか，痛い？」など，強調語を用いた短い句で話す必要がある。
2	・失語症患者で，ジェスチャーを見ることにより理解する。 ・「お元気ですか」，腕痛患者に腕を指しながら「痛い」がわかる。
1	・難聴のために理解の悪い患者で，患者は情報を処理しているが，聞き取らせるために，毎回非常に大きな声で話さなければならない〔大きめな声ではなく明らかに大声の場合は配慮（手助け）である〕。

(基礎編より再掲)

Q 39：「理解できている」とはどのような状況か？

■「理解」と「判断」

　FIM でいう「理解できている」とは，原則として，「耳で聞いた言葉の意味がわかっている」ということを表わしている。理解した後の判断の内容が正しいかどうかは問わないこととしている。

たとえば，佐藤という名前の患者に「あなたのお名前は？」と質問した場合に「鈴木です」と答えたとする。質問の意味は理解しているので姓を答えたわけであるが，回答は不正解である。この場合「理解できている」と判定する。別の例でいえば，「道で財布を拾ったら，どうしますか？」という質問に対して「自分の懐に入れて，使ってしまう」と回答した場合も，判断の内容は正しくはないが「理解できている」と判定する。

■ 理解の問題か否か

「車椅子に乗り移る際にはナースコールを押してください」という指示に対して，患者が「わかりました」と言って頷いたとする。しかし，実際にはナースコールを押さないこともある。この場合には，指示の意味は理解できていても，指示を忘れてしまったことが原因かもしれない。言葉の意味を理解していてナースコールを押さないのであれば，「問題解決」の項目で減点する。本当に言葉の意味を理解しているかどうかの判定は迷うこともあるので，言語聴覚士の意見を聞くことも重要である。

■ 補聴器の使用

耳が聴こえないために理解できない場合もある。補聴器を使用すれば理解に支障がないという場合には，修正自立の６点となる。補聴器の装着や音量の調節などに介助が必要な場合は，10％未満の介助と考えて準備の５点と採点する。

Q 40：コミュニケーション手段（手話，筆談など）の扱いは？

■ 手話，筆談，ジェスチャー

病前から耳が聞こえないために手話でコミュニケーションしていたという患者は，手話によって複雑・抽象的な内容を理解できるのであれば，自立の７点と採点する。しかし，病前は聴覚が正常であったという場合には，筆談やジェスチャー，絵カードによって理解することは最大介助の２点となる。発達障害児に使用されてきたサイン言語などの非言語的手段も，最大介助の２点と採点される。

■ 日本語か外国語か

　母国語が日本語でないため日本語を理解しない患者では，海外渡航者の場合は母国語で評価する。この場合，通訳が常に付き添っているならば，監視の5点と採点する。日本に長年居住し日本語で生活していた外国人の場合は，日本語で評価する。

Q 41：「手助けの内容」と「理解できた割合」とは？

　複雑・抽象的な内容について理解できれば6点以上であるが，基本的欲求の理解（5〜1点）についての評価は，①介助者（話し相手）の手助けの内容，②患者が理解できた割合によって採点する。

　介助者の手助けについては，わかりやすい言葉を選んだ短い文章で話したのであれば，最小介助の4点となる。強調語を含む短い句で話した場合は中等度介助の3点，単語やジェスチャーで説明した場合は最大介助の2点となる。

　理解できた割合は，たとえば10回のうち4回しか理解できなかった場合には40％となるので，25％以上50％未満で最大介助の2点となる。

表 3-3 「理解」における採点基準

点　数	理解できる内容と割合	
7	複雑・抽象的	自立
6		補助具使用
5	基本的欲求	90％以上
4		75％以上 90％未満
3		50％以上 75％未満
2		25％以上 50％未満
1		25％未満

3-6-2 表出（expression）

表出の具体的採点例

点　数	具体例
6	・多少の構音障害を認めるが，言葉を用いて表出することにフラストレーションを感じることはなかった。
5	・日常の活動についての情報をはっきりと表出していたが，金銭的なことや保険のことについて議論することはできなかった。たとえば，食事のメニューを選ぶようなことや，作業療法士や理学療法士の訓練の内容について話しているが，妻や子供の日常のことや，金銭勘定，テレビ番組やスポーツのことは話せなかった。
4	・基本的な日常の要求を「あの塩を取ってください」のような短い文で話す。たまに間違った言葉を言い，介助者は塩か帽子のどちらが欲しいのかを尋ね直さなければならない。
3	・のどの渇き，空腹，痛みなど，日常の基本的に必要なことを表出するが，手助けがある程度必要である。患者の会話は全般に知的でないため，表出内容の半分程度しか周囲の人が理解できない。患者は混乱しているが，基本的欲求のいくらかを表出している。
2	・患者が1語，たとえば「おしっこ」「ごはん」のみを表出して意味を通じさせ，介助者もそれでわかる。 ・話すことができず，書くことでも表出していなかった。「もう一つ枕が必要ですか？」「ベッドに戻りたいですか？」のような質問に対して，まばたきをすることで肯定の応答を表した。

(基礎編より再掲)

Q42：病前の状態が採点に影響する場合とは？

「理解」の項目と同様，病前のコミュニケーション手段がどのようであったかによって，採点が変わる場合があるので注意が必要である。病前から耳が聞こえないために手話でコミュニケーションしていたという患者は，病後も手話によって複雑・抽象的な内容を表出できるのであれば，自立の7点と採点する。病前から聴覚障害のために筆談で円滑に生活していた患者が，病後も筆談で表出する場合は，修正自立の6点となる。

しかし，病前は聴覚が正常で，通常の音声言語でコミュニケーションを行っていたという場合には，病後に筆談やジェスチャー，絵カードによって表出していれば，最大介助の2点となる。また，手話でコミュニケーションしていたという患者が筆

談で表出する場合も，最大介助の2点となる。人工喉頭で表出する場合は，病前の
状態にかかわらず修正自立の6点となる。

Q43：「表出できている」とはどのような状況か？

　FIMでいう「表出できている」とは，聞き手が言葉を聞いて内容を理解できる
ということを表わしている。話した内容が質問に合致しているかどうかは問わない
こととしている。

■ 失語症，構音障害で考える

　たとえば，ウェルニッケ失語の患者に，「あなたのお名前は？」と質問した場合に，
「今日は金曜日です」と答えたとする。質問の意味は理解していないようで，回答
は不正解であるが，聞き取ることはできた。この場合「表出できている」と判定す
る。別の例でいえば，ジャーゴン失語の患者が，質問に対して「オナメロビイはキ
ンゴロビンタムロ」と回答したとすると，聞き手は理解困難である。この場合は
「表出できていない」と判定し，全介助の1点と採点する。また，重度の構音障害
の患者では，聞き手が言葉を聞いてわからないことがある。たとえば，「病院へ行
きます」と回答するところを，「ひょうひんふぇひははふ」と答えた場合，回答は正
しいようだが，相手は理解できない。この場合は「表出できていない」と判定する。

■ 5点以下の評価

　複雑・抽象的な内容について表出できていれば6点以上であるが，基本的欲求の
表出（5〜1点）の評価は，①表出方法の工夫，②介助者（聞き手）の手間によっ
て採点する。表出方法の工夫は，短い文章で聞き手にわかりやすくしたのであれば，
最小介助の4点となる。強調語を含む短い句で聞き取れた場合は中等度介助の3点，
単語やジェスチャーで聞き取れた場合は最大介助の2点となる。介助者の手間につ
いては，聞き直しの頻度や，理解できた割合で判定する。たとえば，10回のうち
4回しか理解できなかった場合には40％となるので，25％以上50％未満で，最
大介助の2点となる。

■ 「通常以上の時間」とは

　表出の評価においても「通常以上の時間がかかる場合に6点へ下がる」とされる
が，「3倍の時間」と定義するのではなく，評価者にストレスがかかる程度の時間
と考える。

3-7 社会的認知

3-7-1 社会的交流（social interaction）

社会的交流の具体的採点例

点 数	具体例
7	・治療スタッフに協力的であった。 ・いびきのように不随意な問題は，リハビリチームが干渉できないため，減点にはならない。 ・単に個人的行動を好み，内気であるとみなされているが，集団の中では適切な行動をとる。
6	・行動コントロールのために投薬を受けている。 ・新しい状況では引きこもるが，時間が経てば適切に振る舞うようになる。
5	・抗うつ剤を用いていて，たまに社会的に不適応であるが，方向修正のための言葉による合図が必要となるのは 10% 以下の機会である。 ・問題なく訓練に参加するが，集団で何かを行うには言葉による激励を必要とする。
4	・慣れた状況であれば多くの時間を適切に交流するが，自分から交流しようとしない，すぐ気が散る，更衣動作の評価中にかんしゃくを起こした。
3	・汚い言葉を使うが，2 回に 1 回よりは少ない。
2	・訓練中しばしばスタッフに非協力的で，訓練を拒むこともある。汚い言葉を使い，そのために言葉での再指示をしばしば必要としたが，身体拘束は必要としなかった。
1	・日中は協力的であるが，夜間せん妄のために，毎晩，同室患者が眠れなくなる（夜間せん妄はいびきと違い，投薬で改善できる）。

（基礎編より再掲）

Q 44：社会的交流の評価における迷惑行為とは？

■「迷惑行為」とは

社会的交流の採点では，社会生活で他人とよく交流しているかどうかを評価するものではない。他の患者などに対して迷惑をかけている場合が，減点の対象となる。たとえば，同室の患者に悪態をついたり，暴言を吐いたりする迷惑行為をいう。不

穏状態や夜間せん妄のために暴れたり，幻覚や激しい独り言で他の患者に不安を感じさせることも迷惑行為となる。いびきが大きくて他の患者が眠れないことは，薬剤やスタッフ（リハビリテーションチーム）の関与によって改善することが困難であるため，社会的交流の採点上の迷惑行為には該当しない。

内気であるため同室者と友達にはならないとか，社交辞令の雑談に参加しない程度であれば，迷惑をかけているわけではないので，自立の7点と評価してよいこととしている。しかし，同室の患者を無視して挨拶しないとか，病棟で決められている交流会（クリスマス会など）への出席を理由もなく断る，毎日行うべき訓練を拒否するなどの状態は，減点の対象となる。

■ 「迷惑行為」か「危険行動」か

社会的交流には含まれない内容で間違えやすいものとして，「ナースコールを押さずに勝手に移乗しようとして転倒する」などの危険行動がある。これは他の患者に迷惑をかけているのではなく自分の問題であり，「問題解決」の項目で評価する。

Q 45：採点での具体的計算方法は？

社会的交流の点数をつける場合には，交流機会のうち，迷惑をかけている頻度が何％であるかで判定する。交流機会が10回あるとして，迷惑をかけている場合が3回であれば，70％は迷惑をかけていないと考えて，50％以上75％未満で，中等度介助の3点と採点する。各項目についての頻度が異なる場合には，その頻度を平均する。たとえば，迷惑行為に該当する交流の機会が4項目あるとして，暴言を吐くことが3日に2回，訓練拒否が3日に1回，過剰に笑い出すことが3日に1回，夜間せん妄が4日に1回とすると，迷惑をかけていない割合は，$(33 + 67 + 67 + 75) \div 4 = 60.5\%$ となり，50％以上75％未満で，中等度介助の3点と採点する。交流の機会が何項目あるかは，個々人について，施設で話し合って決定する。

■ 評価の期間

どの程度の期間を考えて採点するかについては，規定はない。診療報酬上は，入院時と退院時に関しては通常48時間程度で採点する。入院期間中の評価については，特定の期間を決めて評価を行っている施設では，その期間に何％迷惑をかけているかで採点する。たとえば，不隠や夜間せん妄があるが毎日ではないという場合

に，その施設でFIM評価を行う期間を1週間と設定していれば，1週間に何％迷惑行為があるかの頻度で評価する。逆に，評価期間を1日（24時間）と設定している場合には，採点する日に何％迷惑をかけているかを評価する。

問題解決（problem solving）

問題解決の具体的採点例

点　数	具体例
7	・予後を知らない脊髄損傷患者で，自分が完全に治ると思い込んでいることから車椅子を受け入れられないものの，金銭管理など他の問題はスムーズに解決している。 ・四肢麻痺の患者で，身体的にはできないが，人にこのように手伝って欲しい，と頼むことで，通常の問題を解決しており，金銭管理を自分で行い，退院計画に参加している。
5	・何かに手が届かないときに助けを求めたり，助けが必要なときにナースコールを押すといったような日常の問題を認識し，解決している。しかし，家計，退院計画，移送の手配のことについては決断できなかった。
3	・ベッドから降りるための介助を頼むことや，尿器が必要な際に看護師を呼ぶためにナースコールを押す，といった基本的問題を半分以上の機会に解決している。問題を認識し，解決する際に介助者の手助けが必要な場合もある。
2	・電話のかけ方が答えられない。無理であるのに介助なしで起き上がろうとする。妥当で安全でタイミングの良い判断をさせるためには，半分以上の場合，指導を必要とする。

（基礎編より再掲）

Q 46：問題解決とは，実際に行動すること？

　問題解決とは，日常生活に即した問題にどう対応していくかを「知っている」ことであり，必ずしも自分で行動しなくても，他者に依頼して解決するのでもよいとされている。たとえば，服薬を管理することは日常生活の重要な課題であるが，自分で薬を袋から取り出せない患者では介助者に一包化やその他の工夫を依頼することができていれば，問題を解決していると考えて減点されない。金銭管理も同様で，自分で支払いを行わなくても，家族に指示することができれば減点されない。お茶をこぼしたときでも，自分で拭くことができない場合に，介助者に依頼することができれば減点されない。

　歯磨きの方法を口頭では説明することができるが，失行があるために実際には歯磨きが自分では行えないような場合が存在するが，方法の説明ができるのであれば減点の対象とはならない。この場合，失行については「整容」の項目で評価するも

のとされている。

　病院の都合で判断が変わる場合もある。たとえば，服薬管理は全患者について看護師が行うと決めている病院では，服薬管理を自分で行っていないからといって減点されるわけではない。明らかに自立する能力をもっていると考えられる場合には，減点の対象とはならない。

■ 他人への依頼

　他人に依頼することはできるが，依頼した相手が高次脳機能障害患者など適切ではない人であったために問題が解決できなかった場合は，解決できる適切な人を選べなかったとして，減点の対象となる。

　また，些細なことでもすぐに人に頼んでしまうことは，介助者には煩しく思ってしまうが，依頼することによって問題が解決されているのであれば，減点の対象とはならない。

Q 47：減点の対象となるか迷う場合は？

■ 病態の理解，指導

　誤嚥しないようゆっくりと食べるよう指導されていた患者が，自分の病態を理解しているにもかかわらず早く食べてむせ込んだ場合は減点対象となる。自分の病態が理解できずに，嚥下機能に不適切な食品を買って食べようとする場合は，判断に迷うところである。この場合でも，食べてよいものとそうでないものを指導されていたとすれば，日常の問題を解決できていないと判断し，減点の対象となる。

■ ナースコールを押さない患者

　トイレに行くときには安全のためナースコールを押すよう指示されていた患者が，看護師が多忙と判断してナースコールを押さずに我慢したとすれば，気遣いが行えるので問題解決能力があると受け取れるかもしれない。しかし，結果的に下着を汚したとすれば問題が生じたわけであり，このような場合には問題解決ができているかどうかの判断を各施設でよく検討してから採点する。

　また，トイレに行くときにはナースコールを押すよう指示されていても，ナースコールの使い方を理解しておらず，大きな声で呼ぶ，ベッド柵を叩くなどの方法によって看護師に伝えようとする患者がいる。この場合には，相手に伝えられたとす

れば「トイレに勝手に行かない」という問題は解決されたと判断する。伝え方については「表出」の項目で採点される。

■ 服薬管理

　服薬管理は問題解決の評価対象だが、インスリン自己注射の管理も対象に含まれている。

48：採点での具体的計算方法は？

　問題解決の点数をつける場合には、解決すべき課題のうち、解決できている内容が何％あるかによって判定する。課題が5項目あるとして、解決している内容が3項目であれば60％であるため、50％以上75％未満は解決している、すなわち中等度介助の3点と採点する。各項目について、解決できた頻度が異なる場合には、その頻度を平均する。たとえば、課題が3項目あるとして、移乗の際にナースコールで介助者を呼ぶことが5回に4回できていて、お茶をこぼしたときに拭くことを毎回依頼できていて、嚥下調整食をゆっくり食べることが3回に2回できていたとすると、解決している割合は、（80＋100＋67）÷3＝82.3％となり、75％以上90％未満であるため、最小介助の4点と採点する。解決すべき課題が何項目あるかは、個々人について、施設で話し合って決定する。

3-7-3 記憶 (memory)

記憶の具体的採点例

点　数	具体例
7	・運動性失語の患者で，受け持ち看護師，担当療法士，まわりの患者や友人，日常生活や他人から頼まれたことを覚えているが，口頭では言えない。3段階の無関係な命令に従える。 ・人を認識し，命令に従える患者で，日課を言えるとする。1日3回訓練があったとして，実際上は2カ月で3回訓練スケジュールを忘れる程度である。
6	・メモリーノートを用いて自立しており，問題を生じていない。
5	・メモリーノートを用いており，他人から使うことを思い出させてもらえば問題は生じない。 ・看護師が作った予定表を見ることをたまに忘れて，10%未満の頻度で見るように指示される。
4	・よく出会う人を認識し，日課を思い出せるが，命令に従えるのは1段階までである。 ・看護師が作った予定表を見ることをたまに忘れて，10〜25%の頻度で見るように言われる。
3	・担当療法士の名前は出ないが，認識はしていた。スタッフに対して日課を答えることができたが，正しい順番ではなかった。依頼されたことを適切に行えたが，依頼が2件以上にわたると，繰り返し依頼する必要があった。
2	・受け持ち看護師，ベッドサイドにくる療法士，隣のベッドの人，友人は認識したが，日課は表出できず，他人からの依頼には答えられなかった。

(基礎編より再掲)

Q 49：FIM の評価における「記憶」とは？

　FIM の記憶項目は，①日常行うことを覚えている（日課），②よく出会う人がわかる，③他人の依頼を実行する，という日常の内容に限定された3つの課題である。メモをとる必要があるような特殊な内容は含まれない。

　日課とは訓練の開始時間などをいい，メモリーノートや携帯電話のリマインダー機能などを使用する場合は，修正自立となる。よく出会う人とは，担当の看護師や療法士をいう。認識できているかどうかを評価するので，氏名を答えられる必要はない。他人の依頼の実行は短期記憶を意味しており，依頼を記憶する時間は1〜2分程度でよい。たとえば，「洗面所にタオルを持って行ってください」と依頼して，

正確にできるかどうかを評価する。また，訓練室に着いたときに「肩が痛いこと」を療法士に伝えるように指示しておいて，それを正確に言えるかどうかで評価する。その日の朝食に何を食べたかを記憶しているとか，翌日まで覚えておくような長期記憶を意味しているわけではない。

「車椅子のブレーキ確認を忘れる」というような内容は，日課でも依頼の実行でもない。記憶の項目には該当しないが，ブレーキを忘れて移乗すると転倒する危険性があるので，問題解決の項目で減点となる。

MMSE（Mini-Mental State Examination）や長谷川式簡易知能評価スケールなどの認知症スクリーニング検査と FIM の記憶項目とでは，評価の観点が異なる。他の検査で減点されたとしても，FIM では日常生活に限定された内容が評価対象となるため，減点されないこともある。

Q 50：失語症患者の「記憶」の評価は？

失語症では，日課，よく出会う人，他人の依頼の 3 つの課題を記憶しているかどうかの評価が困難な場合がある。聴理解のよい失語症ならば，通常のように言語的に 3 つの課題を与え，言語表出が困難な場合には表情で判断する。聴理解の悪い失語症の場合には，絵カードやジェスチャーを使用してもよいこととなっている。それでも困難であれば，「他人の依頼を実行する」という課題は省略し，「日常行うことを覚えている（日課）」と「よく出会う人がわかる」の 2 項目のみで採点することとしている。

失語症に限らないが，挨拶に対して会釈をしてもらえるが，担当の療法士の顔を覚えているかどうかの判断が難しい場合には，担当療法士とそれ以外の療法士とで反応の違いがあるか否かをみて，反応が違えば人の認識はできていると判断する。

Q 51：採点での具体的計算方法は？

記憶の点数をつける場合には，日課，よく出会う人，他人の依頼の 3 つの課題のうち，何項目ができるかの割合によって判定する。たとえば，日課の記憶と人の認識はできており，依頼の実行はできない場合，3 項目中の 2 項目の 67％ができるため，50％以上 75％未満で，中等度介助の 3 点と採点する。各項目について，記

憶できている頻度が異なる場合には，その頻度を平均する。たとえば，日課が3日に1回は間違えていて，人の認識はすべてできていて，依頼の実行は半分程度できるとすれば，記憶している割合は，（67＋100＋50）÷3＝72.3％となり，50％以上75％未満であるため，中等度介助の3点と採点する。

.

4章

機能的自立度評価法（FIM）
採点例

患者 1 81 歳, 女性 (脳出血)

■ 本患者の背景

　Aさん（81歳，女性）は，特別養護老人ホームに入所していたが，約4カ月前に意識障害，右片麻痺が出現し，救急病院に搬送され，CTにより左視床出血と診断された。運動麻痺，感覚障害の程度は重度であり，失語症を呈していた。救急病院で約2カ月加療後，当院の回復期リハビリテーション病棟へ転入院となった。当院入院時は上肢重度，下肢中等度の麻痺（SIAS：上肢 0，0，下肢 3，2，2）が残存し，表在感覚，深部感覚ともに重度鈍麻であった。

■ ある1日の様子

　転院後，2カ月後のある1日の様子である。
《6：30》　センサーマットのアラームが鳴ったため，看護師が訪室すると，Aさんがベッドの上で起き上がり，もぞもぞしていた。Aさんは，立ち上がりの際に身体を引き上げてもらう必要があるため，ベッドから車椅子への移乗が1人では困難であった。しかし，ナースコールを使用せずに1人で立とうとすることがあり，センサーマットを使用していた。
看護師：「どうされましたか？」
Aさん：「あの……，なんかね……」
看護師：「トイレですか？」
Aさん：「トイレですか？ トイレですかって？」
　看護師の問いかけに，Aさんは困惑した様子で繰り返した。
看護師：「便が出ましたかね。オムツを替えましょうか？ ……オムツ，オムツ，替えますよ」
Aさん：「そうねえ，オムツ替えるわ」
　Aさんは毎日排尿を失敗しており，尿意を訴えるといった失敗を減らす手伝いもしていない。排便には下剤を使用しているが，自力では出にくいため，毎回浣腸をしてもらっており，失敗は週1回未満である。看護師によるオムツ交換では，ズボンを上げることは行っている。オムツ交換が終わり上着とズボンを着替えたが，Aさんが自分で行えるのは，上着の左袖を通すこととズボンを上げることのみであった。

《7:30》　ベッドから車椅子へ身体を引き上げてもらって移乗し，洗面所に向かうため車椅子を押してもらった。車椅子で自走することはなく，介助者に押してもらっている状況である。歩行はしていない。歯磨きは前歯のみ自分で磨き，手洗いは右手を洗ってもらい，左手の一部も洗ってもらっている。また，顔も洗ってもらい，拭くことのみ自分で行っている。整髪も半分程度は介助にて行っている。

《9:00》　朝食後，毎日行っている集団レクリエーションの時間になった。デイルームには，既にたくさんの患者が集まっていたが，そこにAさんの姿はない。その頃，Aさんの部屋では，担当の介護福祉士がAさんを誘い出そうと説得を試みていた。1週間のうち，5日はみられる光景である。

介護福祉士：「皆さん，集まってきましたよ」

Aさん：「あなたは？　誰？　私，行かない……」

介護福祉士：「今日は歌を歌うそうですよ」

Aさん：「いいよ……」

　Aさんは不機嫌そうにつぶやいて，そっぽを向いてしまったが，介護福祉士は名札を机の上に置き，もう一押しした。

介護福祉士：「一緒にいるだけでもいいですから」

Aさん：「やだって言ってるでしょ！」

　怒り出したAさんは，机の上に置かれていた名札を非麻痺側である左手でつかんで放り投げてしまった。

《12:30》　昼食も終わる頃，看護師がAさんのところにやってきて声をかけた。

看護師：「お食事終わりましたか？　まだ残っていますよ」

Aさん：「もう終わり，夜食べる」

看護師：「じゃあ，お薬飲んでくださいね」

　そう言って看護師は，薬を皿に入れてAさんに渡したが，しばらくして戻ってくるとまだ薬が飲まれていない。

看護師：「あら，お薬飲んでないですね」

Aさん：「飲むの，忘れたわ……」

　Aさんは，自分で薬を飲み始めた。7回のうち4回は忘れている。

《15:00》　入浴は機械浴を使用し，すべて介助で行った。

《16:30》　院内カンファレンスにて，階段昇降の可能性について主治医が担当の理学療法士に尋ねると「今後も階段昇降の自立は困難と思われます。転倒リスクも大きいので，階段昇降は行っていません。訓練時間は覚えていないようですが，私のことは覚えているようです」と答えた。

《18:00》 夕食時に食堂でエプロンをつけてもらっていると，食事が配膳されてきた。食べ物をスプーンですくって口まで運ぶことはしているが，最後に食器に残った食べ物をかき集めてもらうには介助が必要である。

■ 採点結果

■セルフケア

①食事：4点　食器に残った食べ物をかき集めてもらっているため4点となる。

②整容：2点　ここでは口腔ケア，手洗い，洗顔，整髪の4項目の介助量の割合を平均して採点を行う。口腔ケアは前歯のみ自分で行っているため25%，手洗いは片手のみであるため50%，洗顔は拭くことのみ自分で行っているため50%，整髪は半分程度介助されているため50%となる。各項目で介助量が異なるので平均すると，（25＋50＋50＋50）／4＝約44%となり，25%以上50%未満の介助量であるため2点となる。

③清拭（入浴）：1点　機械浴にて全介助で入浴している。

④更衣（上半身）：2点　片袖を通すことのみ自分で行っている。

⑤更衣（下半身）：2点　ズボンを上げることのみ自分で行っている。

⑥トイレ動作：2点　オムツを使用している場合は，オムツを交換する際の服を下げる，拭く，服を上げる動作を採点する。ズボンを上げることのみ自分で行っているため2点となる。

■排泄コントロール

⑦排尿管理：1点　失敗の頻度と介助量から考えると，失敗の頻度は毎日で2点となり，介助量では尿意を訴えるなどの失敗を減らす努力を自分でしていないため1点となる。ここでは低い方の点を採用するため1点である。

⑧排便管理：2点　失敗の頻度と介助量から考えると，失敗の頻度は週1回未満で4点となり，介助量は浣腸をしてもらっており2点となる。低い方の点を採用するため2点である。

■移　乗

⑨ベッド・椅子・車椅子：3点　立ち上がりの際に身体を引き上げてもらっている。

⑩トイレ：1点　オムツを日常的に使用している。

⑪浴槽・シャワー：1点　入浴は機械浴であり，椅子への移乗も全介助である。

■移　動

⑫歩行・車椅子：1点（車椅子）　主な移動手段は車椅子で，自走することはない。歩行はしていないので，歩行を採点しても1点となる。

⑬階段：1点　階段昇降は訓練も非実施であるため1点となる。

■コミュニケーション

⑭理解：3点　6:30の会話場面から，Aさんが理解しているのは排泄という基本的欲求に関する話題であり，言い換える必要や，強調語を用いた短い句で話す必要があるため3点となる。また，9:00の集団レクリエーションの会話場面からは，言い換える手助けは必要ないため5点となるが，低い方の点を採用し3点となる。

⑮表出：3点　Aさんが表出しているのは基本的欲求に関する話題であり，短い句で話しているため3点となる。

■社会的認知

⑯社会的交流：2点　適切に交流している頻度を考え採点を行う。集団レクリエーションへの参加の誘いを断る頻度と些細なことで怒る頻度は，ともに5/7回で約71％となる。したがって，適切に交流している頻度は約29％であるため2点となる。

⑰問題解決：1点　オムツを交換してほしいときにスタッフに依頼できず，ナースコールも押すことができず，1人で立とうとするためにセンサーマット対応となっている。ここでは簡単な問題の解決ができていないと判断し，なおかつ毎回介助をしているため1点となる。

⑱記憶：2点　食後に薬を渡す12:30の会話場面から，他人からの依頼の実行を約57％（7回のうち4回）は忘れており，自立度が約43％となる。日課は覚えていないので0％，よく出会う人の顔は半分程度で50％である。（43＋0＋50）÷3＝31％で2点となる。

［ 合計：34 / 126点 ］

◾ 採点のポイント

　本患者は左視床出血による重度の運動障害ならびに失語症を呈しており，運動項目，認知項目ともに一定以上の介助が必要な状態であった。採点上，特に認知項目である「コミュニケーション」では，基本的欲求の一つである排泄に関する会話場面に着目することで評価を行っている。また「社会的認知」でも同様に，迷惑行為，簡単な問題の解決，他人からの依頼実行について，病棟や訓練室でのさまざまな会話場面の情報を共有し統合して評価を行った。このように認知項目での低スコアが予測される場合には，複数の生活場面を適切に切り取る必要があるため，他職種との情報共有はより重要となってくる。

患者 2 55歳，女性（くも膜下出血）

本患者の背景

Bさん（55歳，女性）は40日前，頭痛を訴え，近医の総合病院に救急搬送された。CTでくも膜下出血の所見を認め，同日，当院に紹介入院となった。翌日には脳血管撮影を施行され，前交通動脈に動脈瘤を認めた。発症から2日目にコイル塞栓術を施行された後，麻痺や神経症状の増悪はなく経過した。しかし，発症から15日目に視野障害の訴えがあったため，眼科に紹介したところ硝子体出血と診断され，保存的加療を行った。発症から40日目に回復期リハビリテーション病棟に転棟してきた。

ある1日の様子

転科後1週間の，ある1日の様子である。

Bさんには，転科前の急性期病棟で数回の転倒があった。転倒の危険性が高いため，ベッド上では緩和抑制帯とミトンを装着し，緩衝用マットを使用して転倒の予防をしていた。

《4:00》 緩和抑制帯をすり抜け，自室前で立っているBさんを看護師が発見した。

看護師：「Bさん，どうされましたか？」

Bさん：「主人がきたので，話し合っていました」

看護師：「ご主人はいらっしゃらないようですが。トイレに行きますか？」

続けて尋ねると頷いた。日中は見守りでトイレの便座に座ることが可能であったが，通常よりもふらついていたため，看護師が軽く身体に触れた。リハビリパンツを自分で引き下げた後，便座に座らせた。

《7:30》 朝の検温後に看護師が見守りを行い，ベッドから車椅子に移乗した。その後，洗面所に行く予定であったが，タオルを自分で準備することができなかった。看護師が棚からタオルを取り，用意してから車椅子で自走した。

洗顔は自分で行い，用意されたタオルで顔を拭くことも自分で行った。洗面の後，自室に戻って着替えを行った。着替えは準備してもらえば，かぶりシャツなら自分で着ることができる。前開きシャツではボタンのかけ違いがあるものの，途中で気がつき自分でかけ直していた。ズボンは見守りではける。靴の着脱は，ときにふら

つくため，見守りにて行った。

《8:00》 デイルームで朝食をとった。食事は箸を使って食べられるが，食べこぼしが多いため，介護福祉士がエプロンをつけ，食器のふたを開けたり，しょうゆをかけたりしていた。食事中は，まわりの患者と話をして夢中になり，食事が中断することがあった。初対面の人でも抵抗なく話をしていた。もともとの舌小帯短縮症のため，ラ行がダ行に近い音になることはあったが，初めての人でも聞き取れる程度である。軽度の難聴があるが，少し大きめの声で話せば聞こえる。食事はむせることなく食べていた。

　朝食後もデイルームで他の患者と話をしており，1日の予定や訓練時間を気にする様子はなかった。また，自ら歯磨きをするとは言わないため，介護福祉士が歯ブラシと歯磨き粉，コップを用意し，声かけをして一緒に洗面所に行った。髪をとくことは，自分で机の上にある櫛を使って行えた。化粧は入院中のためしていなかったが，化粧水はつけていた。

《9:00》 主治医が訪室すると，Bさんが「誰ですか？」と尋ねた。

主治医：「私がBさんの主治医ですよ」

Bさん：「え？ 先生？ 何の？ ここはどこですか？」

　主治医は自分の名前やBさんの病気の話をした。

Bさん：「何でリハビリですか？」

　Bさんは立腹している様子だったが，看護師がやってきて「今日の訓練は11時から，理学療法ですよ」と告げると，立腹していたことをすっかり忘れ，「はい，わかりました。行ってきますから大丈夫です」と答えた。看護師が，用事があるときはナースコールを押すように指導していたが，すぐに忘れてしまう状態だった。

　主治医が目の見え方について尋ねると，「右側に濃い霧がかかっているみたいで，左側は少し霧がかかっているみたい」と，いつもと同じように答えた。

《9:30》 主治医の訪室が済んだ後，看護師がBさんに声をかけた。

看護師：「Bさん，トイレに行きますか？」

Bさん：「そうしましょう」

　ふらつきや見えにくさが多少あるため，トイレでは見守りで行ったが，自分でズボンやリハビリパンツを下ろし，引き上げていた。拭くことも忘れずにしていた。水洗レバーは看護師が押し，汚物を流した。

《10:00》 浴槽周辺には転倒予防の滑り止めマットが敷かれ，看護師が入浴の見守りをしていた。身体を洗い始める前にはタオルに石けんをつけてもらい，背中は洗ってもらったが，他は自分で洗うことができた。浴槽に入るときは手すりを持っ

て，看護師の見守りで入っていた。

《10：30》　理学療法の訓練時間を気にすることなく，デイルームにいた。他の患者の世話をやき，いる場所を移動するよう言っていた。また，大声で笑うことがあり，5回に1回は他の患者から嫌な顔をされていたが，気がつかない様子だった。やがて，理学療法の時間が近くなったため，介護福祉士が声かけをして，車椅子で理学療法室まで連れていった。

《11：00》　理学療法室では，担当の理学療法士に「誰？」と尋ね，まったく覚えていない様子だった。しかし，拒否することなく，歩行訓練，階段昇降訓練を行った。ふらつきと視野障害のため見守りが必要なものの，50m以上を歩行している。ふらつきは徐々に改善傾向にあった。理学療法の訓練中には，見守りにて段差が20cmの階段13段を，手すりを使用して昇降していた。ふらつきを生じることはあったが，手すりを使用し，修正していた。

　理学療法が終わり，介護福祉士が病棟にBさんを送った。Bさんは昼食までの時間をデイルームで過ごしていたが，デイルームを出て，病棟の端から端までを車椅子で自走していた。壁や机などにぶつかることが多かったが，その都度車椅子の向きを自分で調整し，移動していた。病棟では歩いていない。

《12：00》　昼食時に介護福祉士にエプロンをかけてもらい，食器のふたを開けてもらい，食べこぼしは多いものの自分で食べていた。食後に薬を飲むように指導したが，薬は飲んでいなかったため，看護師が直接Bさんの手の上に包装をとった状態で渡して服薬した。

　食事が終わったころ，夫が見舞いにきた。主治医の顔や担当の理学療法士の顔は覚えていなかったが，夫の顔は覚えていた。夫が近所の人の話をすると，近所の人のこともよく覚えていた。

《14：00》　夫と自室に戻り，テレビを見た。ニュースを見て理解している様子だったが，数分後に夫がニュースの話題をすると，まったく覚えていなかった。やがて看護師が訪室し，Bさんをトイレに誘導した。トイレで確認したところ，リハビリパンツ内に失禁，失便していた。便意はなく，毎回誘導で排便していたが，1日1回の失禁と1週間に2〜3回の失便があった。自分で失敗の後始末をすることはできないため，トイレ誘導の都度確認する必要があった。リハビリパンツの上げ下げは，自分でできていた。

◢ 採点結果

■セルフケア

①食事：5点　常食を食べているが，エプロンをつけてもらう，食器のふたをとってもらうといった準備をしてもらっている。

②整容：5点　準備をしてもらっている。

③清拭（入浴）：5点　洗い始める前，タオルに石けんをつけてもらう必要があるので5点以下となる。背中は洗ってもらっているが，他はすべて自分で洗えている。背中は採点の範囲外である。

④更衣（上半身）：5点　前開きシャツではボタンのかけ違いがあるものの，自分で気がつきかけ直している。

⑤更衣（下半身）：5点　見守りで行っている。

⑥トイレ動作：4点　昼間は見守りで行っているが，夜間は身体に触れることがある。低い方の点数を採用する。

■排泄コントロール

⑦排尿管理：1点　毎回時間誘導をしている。

⑧排便管理：1点　失敗するのは週に2〜3回であるが，便意はなく，毎回時間誘導をしている。

■移　乗

⑨ベッド・椅子・車椅子：5点　ベッドから車椅子への移乗では自分で緩和抑制帯を外し，車椅子の準備をし，見守りで行っている。

⑩トイレ：4点　見守りで行っていることもあるが，軽く触れるくらいの介助が必要なことがあり，低い方の点を採用する。

⑪浴槽・シャワー：5点（浴槽）　見守りで行っている。

■移　動

⑫歩行・車椅子：6点（車椅子）　主な移動手段は車椅子である。病棟の端から端まで車椅子で移動できる。ぶつかるが，自分で向きを修正できるので6点である。歩行は監視の5点で，記録として残しておく。

⑬階段：5点　日常的に階段は使っていないが，理学療法の訓練中に13段の階段を見守りで昇降している。

■コミュニケーション

⑭理解：6点　すぐに忘れるが，複雑・抽象的な内容も理解はしている。軽度の難聴があり，少し大きめの声で話しかける必要がある。

⑮表出：7点　複雑・抽象的な内容の表出が可能で減点はない。

■社会的認知

⑯社会的交流：4点　人見知りはなく，訓練の拒否もない。ただし，他の患者に嫌な顔をされてもわからないことが5回に1回ある。したがって，5回のうち4回，80％は適切に交流できている。

⑰問題解決：1点　用事があるときに毎回ナースコールを押すことはできない。作話や離棟の怖れがある。

⑱記憶：1点　夫の顔は覚えているが，主治医や看護師，理学療法士を覚えていない。内服の指示にも従えず，忘れる。訓練時間も覚えていない。

[合計：75 / 126点]

■ 採点のポイント

　本患者はくも膜下出血を発症し，高次脳機能障害に加えて硝子体出血を合併していた。そのためADL全般に見守りや準備が必要であった。

　「コミュニケーション」の項目では，話の内容や用件を覚えておくことはできなかったが，テレビで流れている話題を聞き取ることができ，複雑・抽象的な内容も理解できた。そのため「理解」の項目では，難聴の影響以外に問題はなかった。「表出」面では作話を認めたが，FIMの「表出」は内容の整合性ではなく，口に出した言葉が相手に通じるかが判断の基準になる。そのため「表出」の項目で点数は下がらず，「問題解決」で得点が下がった。

　認知項目では，「理解」「表出」「社会的交流」「問題解決」「記憶」の用語がイメージさせるものと，実際に評価する内容・範囲が異なっていることに注意し，どのように定義されているかを確認する必要がある。

患者**3** 72歳，男性（脊髄損傷）

■ 本患者の背景

　Cさん（72歳，男性）は，不全四肢麻痺，認知症を主症状として，当院の回復期リハビリテーション病棟に転院してきた。1カ月半前，犬の散歩中に不注意で石垣から3m下の地面に転落し，第7頸椎から第1胸椎を脱臼骨折した。救急病院に搬送され，3日後に頸椎後方固定術を受け，約1カ月のリハビリテーション治療により，転院時には，日中車椅子に乗れるようになっていた。現在の徒手筋力テスト（MMT；Manual Muscle Testing）の結果は，右上肢2レベル，左上肢4レベル，両下肢2レベルである。以前から軽度の認知症があり，特に危険認知や記憶の低下が認められていた。また，もともと1人でいることが好きで，病棟では自室でテレビを見ていることが多く，自ら他の患者と交流しようとはしない。

■ ある1日の様子

　転院後，1カ月後のある1日の様子である。

《7:30》　朝の着替えは，タンスから衣服を取り出してもらい，ベッド端座位にて前開きのシャツを半分程度1人で着たものの，片腕を通し最後にボタンを留めることは手伝ってもらった。身体を軽く支える程度の介助があれば，自分でパジャマを脱ぐことができていた。ベッドに腰掛けてパジャマのズボンとリハビリパンツを脱ぎ着することはできないが，ベッドに寝た状態でお尻が出るくらいまで自分で服を下げたり，上げたりしていた。残りの動作（全体の2/3程度）は介助してもらっていた。靴下は履いていないが，塞栓予防用のストッキングを履かせてもらっていた。靴の代わりに両側とも短下肢装具を使用しているが，足元に手を伸ばすと不安定になるため，すべて履かせてもらっていた。

《8:00》　車椅子で洗面所まで行き，近くの看護師に声をかけた。

Cさん：「タオルをとってくれないかな。……やってみます」

看護師：「はい，どうぞ」

　自分で手と顔を洗うものの，洗い残しが多く半分程度は手助けが必要であった。髪が短いため，櫛は使わず，ひげは左手で電気シェーバーを使用して半分程度を自分で剃っていた。小さなものを扱うのが苦手なため，義歯は1/4程度しか自分で

洗浄しておらず，残りの洗浄や装着などは介助者にお願いしていた。

《10:00》 担当の理学療法士から病棟に，訓練時間になってもCさんがきていないとの連絡があり，介護福祉士が訪室すると，Cさんは装具を履いたまま，身体も斜めになった状態でベッドに横になっていた。

介護福祉士：「あれ，もしかして，自分でベッドに乗り移ってしまったんですか？」

Cさん：「あっ，みつかったか。ちょっと休憩したくてね，1人でやってしまった……。もう10時になったのか。忘れていたよ」

介護福祉士：「1人で乗り移るのは，まだ許可が出ていませんよね。転倒して骨折でもしたらいけないので，必ずナースコールでスタッフを呼んでくださいね。訓練も，1週間に1，2回は，こうやって私が呼びにきていますから，時間を忘れないようにしましょうね」

Cさん：「わかったよ，ちゃんとするから。すまん，すまん」

　1人で勝手に移乗したのは，今回が初めてであったが，その1回のみであった。介護福祉士はトランスファーボードを殿部の下に差し込んだ後，Cさんの両膝を固定しながら殿部を挙上させ，車椅子へと少しずつ移乗させた。殿部を上げる際など，患者自身も30%程度の協力をしていた。病室から50m以上離れた訓練室まで移動するのは時間がかかるが，Cさんは車椅子で自走し，訓練室に向かった。訓練室に到着すると，担当の理学療法士を探し出し，声をかけた。

Cさん：「先生，ごめん，ごめん。ついつい時間を忘れちゃって」

理学療法士：「なかなか毎日は覚えられませんね。何か対策でも考えてみましょうか。ところで，この間お願いした介護保険の申請はもう下りてきましたか？」

Cさん：「それは，妻なら知ってるはずだけど。全部任せちゃってるからね。どうなってるんだろう？」

理学療法士：「そうなんですね，また聞いてみますね。じゃあ，訓練を始めましょうか」

　担当の理学療法士は，Cさんの下肢筋力を鍛えるために，平行棒内で短下肢装具を用いて立位保持をさせたり，片足を前に運ぶ介助をしたりしながら歩行練習を行っており，患者自身も1/5程度は協力している。連続では，介助されて平行棒を1往復できる程度である。先日のチームミーティングでは，患者の下肢筋力は弱く，今後も実用的に歩行することは難しいとの結論であった。訓練の最後に，訓練室にある10cm程度の段差4段の昇降を，手すりにつかまってもらいながら試したが，9割程度の介助が必要だった。

《12:00》 厨房から食堂に普通食が配膳され，その場で介護福祉士が食べやすいサ

イズに肉を切り，食器のふたも開けた。左手に握りやすいグリップのついたフォークを装着してもらい，食事量の 4 / 5 程度を自分で食べていた。疲れてくるため，残りは介護福祉士に食べさせてもらっていた。

《13：30》　看護師が脱衣所で C さんの身体を引き上げている間に，他の看護師が車椅子をシャワー椅子に差し替え，移乗させた。このときは，短下肢装具を履いていないため，膝折れが起きないよう，非常にしっかりとした介助が必要であった。シャワー椅子に座った状態で右上肢，会陰部を含む身体前面，両側の大腿部を洗っているが，左上肢，背中からお尻，両下腿部を洗うことができず，看護師に洗ってもらっていた。今回の脊髄損傷を受傷してからはシャワー浴で済ませている。

《15：00》　自室のベッドで休憩しているところに看護師がやってきた。

看護師：「C さん，3 日間便が出ていないようなので，今日は摘便しましょうね。便を柔らかくするお薬も飲んでいるはずだけど，なかなか効きにくいみたいですね」

C さん：「また，あれか。じゃあ，お願いします」

看護師：「では，まずズボンとパンツをお尻くらいまで自分で脱いで，横向きになってもらってもいいですか。準備できるまでは，いつもの深呼吸の練習をしてもらっていいですか」

　口頭で促すと，ズボンとパンツをお尻まで 1 人で脱いで側臥位になったが，深呼吸の練習は忘れてしまいそのままでいた。摘便にて多量の便が排泄された後，C さんはズボンとパンツを 1 人で上げた。

　排尿は，尿意がわかりにくいのと，失禁してしまうことが多いため，常時バルーンカテーテル膀胱留置にて管理されている。カテーテルの挿入や，集尿袋を空けるなどの管理はすべて介助者が行っている。

▨ 採点結果

▪ セルフケア

① 食事：4 点　肉を切る，食器のふたを開けるなどは準備にあたるが，これのみでは 5 点までしか下がらない。食事量の 4 / 5 程度を自分で食べている，つまり食事動作の 80% を自分で行い残り 20% に介助が必要なので 4 点となる。

② 整容：2 点　自分で行っている割合を考える。手洗いと洗顔，ひげ剃りは半分程度の介助で 50%，口腔ケアは 25% を自分で行っている。整髪はしていないため採点対象から除外する。それぞれの項目で介助量が異なるため，平均値を算出すると（50 ＋ 50 ＋ 25 ＋ 50）/ 4 ＝約 44% なので 2 点となる。

③ 清拭（入浴）：3 点　6 / 10 カ所を自分で洗っているため 60% と計算する。背中

は採点の範囲外である。

④ 更衣（上半身）：3点　着衣の半分は自分で行っているため，50%。脱衣は，軽く支える程度の介助が必要であり75%程度。着衣と脱衣は異なる動作であると考えるので，平均値を算出する。(50＋75)/2＝約63%。

⑤ 更衣（下半身）：2点　靴下と靴を履かないので採点対象から除外する。残りのズボンと下着の着脱の1/3程度を自分で行っているので約33%，すなわち2点である。塞栓予防用ストッキングと短下肢装具は装着介助であるが，これのみでは5点までしか下がらないとされている。衣服の介助が5点以下である今回の場合，採点には影響しない。

⑥ トイレ動作：3点　排尿時はバルーンカテーテル管理のため，トイレ動作自体を行っていない。排便時は摘便のためにズボンなどの着脱のみ行っている。お尻を拭くことはしていないため，2/3動作＝約67%，3点と考えることができる。

■排泄コントロール

⑦ 排尿管理：1点　バルーンカテーテル管理であり失敗はないが，カテーテルの挿入や後始末などをすべて介助してもらっているので，介助量としての1点が優先される。

⑧ 排便管理：1点　排泄にいたる過程では，便軟化剤を内服しているため6点である。摘便の介助にて排泄しているため，介助量では1点となる。失敗と介助量で低い方の点を採用する。

■移　乗

⑨ ベッド・椅子・車椅子：2点　トランスファーボードを使用して介助しながら乗り移るが，患者自身も動作の30%程度を行っているため2点である。

⑩ トイレ：1点　トイレの便座への移乗はしていない。

⑪ 浴槽・シャワー：1点　しっかりとした介助で立位を保持させ，シャワー椅子に差し替えているため，自分で行っている割合が25%に満たない。

■移　動

⑫ 歩行・車椅子：6点（車椅子）　車椅子の自走は，時間がかかるが50m以上を自立しているため，車椅子として評価するなら6点となる。退院時の移動手段は車椅子を予測しているが，外れることもあるため現段階では歩行でも採点しておくとよい。およそ15mの距離（平行棒を1往復）の歩行を1/5程度は自分で行っているものの，実生活では歩行していないため1点となる。

⑬ 階段：1点　4段の昇降をほとんどすべて介助にて行っている。

■コミュニケーション
⑭理解：7点　複雑な内容も含めて問題はなさそうである。
⑮表出：7点　複雑な内容も含めて問題はなさそうである。
■社会的認知
⑯社会的交流：7点　内気な性格と考えられるが，そのことで他人が介助や促しをしているわけではないので，減点はない。
⑰問題解決：5点　社会資源である介護保険の複雑な内容を，人に依頼して解決しているのでこの部分では減点しない。しかし，勝手に移乗してしまうことは減点の対象となる。ただし，それも1度だけ（極めて低頻度）であるため，10%以下の介助に相当すると考え，5点である。
⑱記憶：4点　回復期リハビリテーション病棟では，毎日訓練が行われる。日課である訓練の時間は週7回のうち1，2回忘れるため，5／7＝約71%の確率で覚えている。担当理学療法士などの人の記憶は問題ない。依頼の実行については，摘便時にズボンを下げ側臥位保持はしていたが，深呼吸練習を忘れていたことから類推すると2／3程度は可能であったと考えられる。(71＋100＋67)／3＝約79%で4点となる。

[合計：60 / 126点]

📝 採点のポイント

　本患者は脊髄損傷患者で四肢麻痺を呈しており，動作様式が片麻痺患者と異なるため，採点が難しかった印象がある。しかし，どのような動作様式でも基本に戻り「している割合」を考えることで，適切に採点することができる。本患者の採点では，各項目の中でさらに細かく介助量が異なる場合に，どのように点数を導くかがポイントであった。

　たとえば，整容項目であれば，整髪以外の残りの4つの細項目のうち，何項目を自分で行っているかなどで採点することも可能だが，FIMに慣れてきた場合や，患者の能力変化を敏感に捉えるには，個々の項目ごとに自分で行っている割合を考え，平均を算出するのが妥当である。このような手法を用いることで，結果的にFIM採点の信頼性を向上させるものと考える。

患者 4 63歳，男性 （くも膜下出血・脳梗塞）

■ 本患者の背景

　D さん（63歳，男性）は，くも膜下出血と脳血管れん縮による脳梗塞を併発し，地域の総合病院に救急搬送された。急性期治療，回復期リハビリを経て，いったん自宅に退院したが，発症から約6カ月後，左片麻痺と半側空間無視，記憶障害などの高次脳機能障害を主訴に，妻とともに当院を受診した。世帯構成は妻と娘の3人暮らしである。

■ 家族からの聴取と評価

　D さんは妻に付き添われ，当院の近所にある自宅から徒歩で来院した。杖などは使わず，1人で歩いていた。しかし，目を離すとすぐ道に迷ったり，左側の障害物にぶつかったりするので，外出時は常に家族が付き添っているようであった。

　D さんは「特に困っていることはないよ」と病識に乏しかった。一方で妻はD さんの記憶障害をとても心配していた。
「毎日必要なお薬は，食後に飲むよう伝えても忘れてしまうし，玄関前のポストから新聞を取ってきてほしいと頼んでも，玄関に足を運ぶだけで結局何もせずに戻ってきてしまうんです……」

　通院や用事の日にちをまったく把握できず，家族が度々声をかけて思い出してもらう必要があった。また，娘の名前を時々間違えることはあったが，家族の顔は間違いなく覚えているようであった。

　D さんが徘徊をすることはない。自宅で短時間の留守番をすることがあり，留守中に困ったことがあれば妻の携帯電話に自ら電話して，助けを求めていた。ただし，郵便物の受け渡しや電話のやりとりは難しく，後から妻が補う必要があった。

　また，妻はD さんが1人で着替えられず，介助にとても時間がかかると訴えた。服を手渡しても，前後ろや袖口の位置がわからなくなってしまうので，妻が着替えのほとんどを手伝っていた。D さんがしているのは，右袖を自分で通してなんとか服をかぶることくらいであった。靴は1人で履いているが，靴下は妻が毎回履かせていた。下着やズボンも左手がうまく使えないので，下着やズボンの左側を引き上げる手助けが毎回必要であった。

トイレにも家族の付き添いが必要であった。1人でズボンを脱いで便座に座って用を足すことができるが，着替えのときと同様，下着やズボンを履くときに左側を引き上げる手助けを必要とした。また，排便時は肛門部をうまく拭けないことがあるので，家族が毎回拭き直していた。

　自宅では尿意をもよおしても，1人ですぐにトイレに行けるので，失敗は月に1回あるかないかの程度であった。しかし，外出時や就寝時は失敗してしまうことが多く，2，3日に1回はトイレに間に合わず失敗していた。

　排便は，便秘のために家族が服薬を促す必要があった。また，排尿ほどではないが，2週間に1回程度は失敗することがあった。

　食事は食べこぼしなく1人でとることができたが，食卓の左側に置かれた器に気づかないことがあるため，妻が食卓を見渡すよう促したり，途中で器の位置を変えたりする必要があった。

　手洗いや洗顔，整髪は，毎朝洗面所に行き1人で一通り行えるが，歯磨きとひげ剃りは十分に行えないので，結局は妻がほとんどを介助していた。

　入浴は毎日妻が一緒に入っており，洗体や洗髪を介助していた。妻は「練習と思って，毎回身体の胸腹部と会陰部は自分で洗ってもらっています」と言っていた。

　椅子やトイレへの移乗は，手すりや机があれば，それらを手で引っ張って1人で立ち上がっていた。自宅の浴室は既に手すりが取りつけられており，Dさんはそれを使用して浴槽に入っていた。しかし，浴槽をまたぐときに，しばしば左足が浴槽の縁に引っかかって転倒しそうになるため，妻がDさんの左足を介助することもあった。

　移動能力を評価するために，理学療法士がDさんと階段の昇り降りを行ったところ，1，2階分の昇り降りは可能であった。ただし，降りるときに足を踏み外しそうになる場面があったため，理学療法士はDさんの身体に手を触れて介助する必要があった。

　理学療法のあと，作業療法にて高次脳機能評価を実施した。休憩をはさみながら行ったが，各々の訓練が始まって10分もするとイライラし始め，「もう帰りたいです！」と席を立ってしまい，作業療法士が制止すると「うるさい！やかましい！」と激高してしまった。妻がDさんに寄り添ってなだめると落ち着き，声を荒げることもなくなった。

　出会った人の名前を忘れたり，日にちや時間がわからなかったりすることはしばしばあるようだったが，日常会話は問題なく行うことができた。Dさんに自宅の引っ越しや予定している家族旅行について尋ねると理解はしていたが，「そういう

のは妻や娘に全部任せているから，細かいことはわからないよ」と答えた。

◨ 採点結果

■セルフケア

①食事：4点　摂食時の介助は不要であるが，食事中に器の位置を変えるなどの配慮が必要となる。

②整容：3点　歯磨き，手洗い，洗顔は自立。ひげ剃り，整髪は全介助。5項目のうち，2項目に介助を受けている。

③清拭（入浴）：2点　対象となる身体部位10カ所のうち，7カ所に介助を要する。

④更衣（上半身）：2点　準備が必要。右袖を通す動作と上衣をかぶる動作はなんとか可能であるが，麻痺側の片袖を通す動作と服を引き下ろす動作には介助が必要である。動作の半分以上に介助を要すると解釈できる。

⑤更衣（下半身）：2点　準備が必要。靴下を履く動作は全介助。ズボン，下着を履く動作に一部介助を要する。

⑥トイレ動作：2点　ズボン，下着を脱ぐ動作は可能であるが，履く動作には一部介助を要する。お尻を拭く動作も介助を要する。3要素のうち，自立している割合は3分の1で，2点となる。

■排泄コントロール

⑦排尿管理：3点　日中と夜間で介助量に変動があるため，点数の低い方＝夜間の状況を採点する。夜間の失敗が「1日1回未満，週1回以上」であるので3点となる。

⑧排便管理：4点　失敗は「週1回未満，月1回以上」であるので4点。介助に関しては服薬が必要なため6点であるが，低い方の点数を採用するので4点となる。

■移　乗

⑨ベッド・椅子・車椅子：6点　手すりや机といった補助具を用いて移乗している。

⑩トイレ：6点　手すりを用いて移乗している。

⑪浴槽：4点　介助者が麻痺側の足を介助しながら移乗する必要がある。

■移　動

⑫歩行・車椅子：5点（歩行）　屋外歩行が補装具なしで行えるが，付き添いや声かけが常に必要である。

⑬階段：4点　昇段は自立して行うことができるが，降段には軽介助が必要。低い方の点数を採用する。

■コミュニケーション

⑭理解：7点　自宅の引っ越しや予定している家族旅行といった複雑な話題を理解している。

⑮表出：5点　複雑な話題の詳細を述べることは難しい。

■社会的認知

⑯社会的交流：4点　慣れた状況（家族間など）であれば良好な関わりがもてるが，初対面の医療者には暴言を吐くなど，適切な交流は困難である。

⑰問題解決：5点　郵便物の受け渡しや電話のやりとりという複雑な課題は難しい。妻に助けを求めていることや徘徊がないことから，日常生活の問題解決には問題がないと推測する。

⑱記憶：2点　人物の認識は可能で，名前がわからなくても顔を認識している。日課の記憶や他人からの依頼の実行は困難で，介助を要する。3項目のうち2項目に介助を要する。

[合計：71 / 126点]

■ 採点のポイント

　本患者は右大脳半球の損傷により，運動障害と高次脳機能障害を呈していた。この患者で留意すべきは，高次脳機能障害が認知項目だけでなく，運動項目の減点にも影響していた点である。高次脳機能障害の症状である半側空間無視や着衣失行は，臨床的にもセルフケア自立を阻害することが多い。また，高次脳機能障害者は，ちょっとした生活環境の変化でも容易に自立度が変動してしまう。「している ADL」を適切に把握するためには，医療者が関わる場合だけでなく，主たる介護者が関わる場合の自立度についても詳細に評価する必要がある。

■ 本患者の背景

　E さん（90 歳，女性）は脱水症のため地域包括ケア病棟に入院していた。3 日後には自宅退院を控えていたため，ほとんどの ADL は見守りで実施していた。食事はセッティングをすれば食堂で自力摂取していた。ナースコールを押すことができないため離床センサーを使用しており，移動は車椅子を使用し，介助されていた。排泄は尿意があり，トイレに行きたいときは，ベッド柵につかまり自力で起き上がっていた。介助者がトイレまで誘導すると，トイレの中の動作は見守りで行っていた。しかし，退院前日に腰痛を訴えて，起き上がりも困難になっていた。家族から，「そういえば，昨日あたりから起き上がるときに腰が痛いと言っていました。明日，家に帰るのが心配です」との声が聴かれた。その日に腰部 MRI を実施した結果，第 5 腰椎圧迫骨折と診断され退院は延期となった。

[骨折前の合計：94 / 126 点]

■ 腰椎圧迫骨折 1 週間後の様子

　腰椎圧迫骨折後の治療方針は保存的療法になり，コルセットができあがるまではベッド上安静であった。そのため，食事や整容はベッド上にて自分で行い，入浴は痛みがなくなるまでは背臥位型の機械浴となった。

　圧迫骨折後 1 週間でコルセットができあがったが，食事はベッド上との指示であった。しかし，食事の時間になると「私は食堂でご飯を食べます。食堂に連れていってください。なぜ，行けないの？こんなところじゃ，ごはんが美味しくありません」と大声で主張された。安静度の説明をすると，その場では「そうだったわ」と言ってベッド上でスタッフによるギャッチアップ，ベッドサイドテーブルの準備，食事の配膳を待つことができたが，食事が終わると，ベッドから降りようとしてベッド柵に足をかけ，転落しそうになることもあった。転落防止のため，低床ベッドおよび離床センサーは骨折後より継続して使用していたが，安静は守られないことが多くなった。コルセットはベッド臥床のまま装着することとなっていたが，自分ではできないため，看護師の介助が必要であった。コルセットの必要性は理解できずに，訪室のたびにコルセットを自分で外してしまうことがあった。その都度説

明し，看護師がコルセットをベッド臥床のまま装着し直していた。

　痛みがあり，日中もベッド上で入眠していることが多くなった。夜間は覚醒していることが多く，看護師が訪室すると，「家に帰ります。ここから出してください。そこのお姉さん，看護婦さんにみつからないうちに，お願いします」と大きな声を出した。不穏状態がみられたことから向精神薬を服用することになったが，昼間の覚醒状態にムラが出てきた。不穏状態は消失した。また，向精神薬と活動量低下により便秘傾向となり，排便コントロールのために下剤を定期的に服用するようになった。また，痛みもあるためトイレへの移動が困難で，終日オムツを使用するようになった。主治医からは，痛みがなければトイレへは車椅子で行ってよいとの許可が下りており，トイレに行きたいときには手すりをつかんで自分で起き上がっていた。センサーコールで訪室した看護師が，腰部に少し手を添えて車椅子に移乗し，トイレ誘導していた。トイレで排尿があるときと既に失禁しているときが半々であった。夜はオムツ内に失禁しており，オムツ交換を看護師が行っていた。ズボンはベッド上で臥位のまま腰を上げ，左右に身体を動かす程度の協力動作がみられた。上衣は片袖を通すことはできるが，背中を回すことや反対側の袖を通すこと，ボタンをつけることには介助を要した。便意の訴えがあるときは，看護師の介助でトイレに行って排便する。便器への移乗の際には，手を添える介助を要する。便失禁はみられない。コルセットを装着しているため，靴の着脱には介助が必要であった。

■ 採点結果

■セルフケア

①食事：5点　ベッド上で準備された食事を自力摂取できているが，ベッドをギャッチアップするという準備が必要である。

②整容：5点　動作は自立しているが，ベッド上安静になったことで，ギャッチアップするという準備が必要である。

③清拭（入浴）：1点　機械浴になり，全介助と判断する。

④更衣（上半身）：2点　コルセットの装着に介助が必要になっており，ベッド上で片袖のみ手を通すことはできる。

⑤更衣（下半身）：1点　コルセット装着のため，靴や靴下の着脱は介助が必要になっている。ズボンの着脱は，声をかけると腰を上げ，左右に身体を動かす協力動作がみられるが，自立量は25％未満である。

⑥トイレ動作：1点　終日オムツを使用し，夜間のオムツ交換はすべて介助で実施している。

■排泄コントロール

⑦排尿管理：1点　尿意はあるが，終日オムツを使用している。日中はトイレに行っているが，夜間はオムツ内に失禁している。交換することを依頼できず，看護師が交換をしている。低い方の点を採用する。

⑧排便管理：6点　オムツを使用しているが失敗はない。下剤を使用していることも修正自立に相当する。

■移　乗

⑨ベッド・椅子・車椅子：4点　手すりを使用し起き上がることはできている。移乗の際には腰部に少し手を添える介助を受けている。

⑩トイレ：4点　オムツを日常的に使用しているが，排便時はトイレに行く。手を添える程度の介助を要する。

⑪浴槽・シャワー：1点　入浴は機械浴であり，背臥位型であるため全介助である。

■移　動

⑫歩行・車椅子：1点　主な移動手段は車椅子であり，介助者によって移動するため全介助である。歩行も許可されていないため全介助である。

⑬階段：1点　階段昇降は非実施である。

■コミュニケーション

⑭理解：7点　コルセットの必要性の説明で，「そうだったわ」と答えている。

⑮表出：7点　不穏時の発話は長文である。「みつからないうちに」など，複雑な内容の表出である。

■社会的認知

⑯社会的交流：6点　夜間不穏になっていたが，向精神薬を服用することで改善した。

⑰問題解決：2点　ナースコールを押して依頼することができない。離床センサーにより看護師が訪室している。コルセットを勝手に外してしまう。便意は伝えられる。

⑱記憶：3点　コルセットの必要性を忘れてしまうが，安静度の説明の直後は指示に従うことができる。食事の配膳を待つという指示にも従うことができる。夜間に訪室した看護師を看護師と理解できないが，日課である食事の時間はわかっている。3項目のうち2項目は記憶しているため，約67％はできている。

[合計：58 / 126 点]

■ 採点のポイント（圧迫骨折でコルセット装着後の ADL 低下を評価する）

　圧迫骨折後の安静の必要性を理解できずに，圧迫骨折部の安静が確保できない状況になった。ベッド上安静になったことの影響も考えなくてはならない。食事項目や清拭，トイレ動作，排泄管理など多くの項目で受傷前よりも評価が低くなっている。

　オムツの使用は排泄管理のみでなく，トイレ動作にも影響する点を理解してほしい。

　食事も食堂にて自立していたが，ベッド上安静になったことで，ベッドをギャッチアップするという準備が必要になっている。排便管理については，オムツや薬を使用することで 6 点以下となっているが，失敗はないため，それ以上点数は下がらない。更衣については，左右に転がる程度で，すべてにおいて介助が必要になっている。

　認知項目については，コルセットの必要性を理解できずに外し，危険行動や夜間不穏など，受傷前とは明らかに異なる行動をとっている。何をどの項目で評価するかがポイントとなってくる。記憶の項目としては，その場で指示されたことはわかったと答え指示に従うことができている。理解することとは，言葉の意味を理解していることであり，コルセットを勝手に外すことは問題解決の項目で採点する。社会的交流は，「自宅に帰りたい」と大きな声を出し，まわりに迷惑をかけていることが該当するが，向精神薬の服用によって改善すれば点数は 6 点まで上がる。

患者 6 75歳，女性（脳出血）

■ 本患者の背景

　Fさん（75歳，女性）は，夫と2人暮らし。朝5時に自宅のトイレで倒れていたところを夫が発見した。救急病院に搬送され，左被殻出血と診断された。点滴による治療を行ったが，意識レベルの低下が続き，開頭血腫除去術を受けた。意識レベルは改善したが，寝たきりで，右上下肢の麻痺と失語症が残存した。Fさんと夫は自宅での生活に戻ることを希望し，ADLを向上する目的で，回復期リハビリテーション病棟に転入院した。

■ 転入院4カ月後のある1日の様子

　朝，看護師がFさんに「おはよう」と声をかけると覚醒する。「パジャマ，着替える？着替え」と，ゆっくりと声をかけると頷く。腰を上げる動作に対して協力することはできるが，ズボンの着脱や，裾を通す，上げ下ろしの動作は座位バランスを崩すため，すべて介助が必要である。自己で端座位になることは可能で，上衣の脱衣の際には袖から左手を抜くことのみ介助を要する。着衣の際には，左手で右手の袖を通し，着ることはできるが，ボタンを留めることがうまくできないため，介助が必要である。更衣動作の後，右下肢の短下肢装具と両側の靴を介助で装着し，車椅子への移乗は手すりを持って見守りで行うことができる。「あれ，あれ」とブラシを指差し，手渡すと自分で髪をとかす。終了後は，「これ（ブラシ），あっちへ」と指差し，スタッフが介助でブラシを定位置に置く。看護師が「これ，貼って。貼るのよ」と繰り返し言って，リハビリテーションの訓練時間を書いた用紙を手渡し，車椅子の左側のアームレストに貼るよう促す必要がある。指示通り自分で貼り，自走してデイルームへ行くことが毎日の日課である。

　食事動作には，食器用の滑り止めマットを使用している。お椀のふたを開けるなどの介助を行うと，バネ箸を使って普通食を自己摂取できる。食後に介助で薬を開封して薬皿に入れ，薬の数を伝えておくと，個数を確認して服用できる。食事が終了すると自室の洗面台へ車椅子で自走し，ナースコールを押して看護師を呼ぶ。歯ブラシを左手に持ち，歯磨き粉を指差して，「つけて」と訴える。歯磨き粉を歯ブラシにつけると，左手で歯を磨く。その後，うがいを行い，片づけることまで1人

でできる。洗顔はうまくできないため，ホットタオルを渡すと，自分で顔を拭く。手洗いは洗面台に右手を置き，左手を使って洗うことができる。

　訓練時間の 20 分ほど前になると，スタッフステーションの前でスタッフにトイレを指差す。「おしっこ，行くの？」と尋ねると，「行く，行く」と頷きながら返答し，トイレ方向に車椅子を自走する。トイレの前でスタッフを待ち，一緒にトイレに入る。手すりを持って立位になることはできるが，ズボンと下着の上げ下ろしには介助を要する。排泄後，拭く動作にも介助が必要である。日中は失禁や失便なく排泄できる。訓練には遅刻することなく，余裕をもって参加できている。

　作業療法の際に入浴動作の訓練を行っており，入浴の許可は出ているが，本人が不安に感じているためシャワー浴としている。滑り止めマットとシャワーチェアを準備すれば，短下肢装具をつけた状態で，手すりを持ってシャワーチェアへと見守りで歩いて移動し，自分で座ることができる。シャワー浴のお湯の温度と水量は自分で調節するが，タオルを使ってボディソープを泡立てるにはスタッフの介助が必要である。洗髪および，右上肢，胸腹部，両大腿は自分で洗うことはできるが，左上肢，両下腿，会陰部前後面は介助が必要である。

　担当看護師と歩行訓練の約束をしており，時間になると担当看護師を探す。病棟訓練室を指差し，「あれ，歩き」と歩行訓練を希望していることが看護師に伝わるまで，諦めずに訴え続ける。歩行は 4 点杖を使用し，腋窩を把持すれば約 200 m を歩くことができる。段差の練習は，理学療法・作業療法でもまだ開始していない。歩行訓練は，段差のない廊下で実施している。

　昼食後や夕食後にデイルームで他の患者の話を聴き，頷くことはあるが，自分から積極的に話すことはない。他の患者がスタッフに用事があると判断したときには，「こっち，きて」とスタッフを呼びにきてくれる。夫が面会にきたときには楽しそうにしているが，家族の生活状況や病院の支払いを相談している様子はない。

　就寝時には，排尿を済ませ，見守りでベッドに移乗する。日中の下着は通常のパンツを履いているが，夜間はテープ式のオムツに交換し，就寝する。入眠後は覚醒することはない。看護師が定期的に排尿の状態を確認しているが，夜間は失禁しており，オムツ交換を介助で行う。夜間に排便はなく，失便もない。

■ 採点結果

■ セルフケア

①食事：5点　滑り止めマットは補助具の扱いとなる。お椀のふたを開けるなどの介助を行うことは食事開始前であるため，配膳後の準備と解釈される。した

がって，準備の5点と採点する。

② 整容：5点　口腔ケア，整髪，手洗い，洗顔，化粧の5項目が評価対象であるが，化粧は行っていないので，その他の4項目で評価する。口腔ケアでは歯磨き粉を歯ブラシにつけること，整髪ではブラシを手渡すこと，洗顔ではホットタオルを渡すことを介助しているが，いずれも動作そのものの介助ではなく，準備することに該当する。準備の他は自立しているため，5点と採点する。

③ 清拭（入浴）：3点　介助で身体を洗うため，10カ所法で評価する。自己で洗える部位は，右上肢，胸腹部，両大腿の5カ所で，5/10＝50％となり，自立度は50％である。洗髪と背部は評価に含まれない。50％以上75％未満の自立で，3点と採点する。

④ 更衣（上半身）：4点　脱衣は，袖から片手を抜く動作のみ介助が必要であるため，75％は自立している。着衣はボタンを留めることのみ介助であるため，75％は自立している。更衣は，脱衣と着衣を平均して求めるため，（75％＋75％）÷2＝75％となり，75％以上の自立で，4点と採点する。

⑤ 更衣（下半身）：1点　着脱の際にバランスを崩すため，すべて介助してもらっている。全介助の1点と採点する。

⑥ トイレ動作：1点　服を下げる，お尻を拭く，服を上げるの3動作で採点するが，すべて介助を受けているため，1点と採点する。

■排泄コントロール

⑦ 排尿管理：1点　日中はトイレで排尿し，失敗はない。しかし，夜間はオムツを使用し，オムツ交換は依頼できない状況で，尿失禁に対してスタッフが定期的に交換している。失敗の採点は，日中は7点であるが，夜間は毎日であるため2点となる。介助量の採点は，日中は7点であるが，夜間は自分で取り換えができず，オムツ交換も依頼できないため，全介助の1点である。日内変動のある動作と考えて，低い方の点数を採用するため，1点と採点する。

⑧ 排便管理：7点　排便は日中のみであり，夜間には排便がない。日中はトイレで排泄できており失便はないため，7点と採点する。

■移　乗

⑨ ベッド・椅子・車椅子：5点　起居は自立している。手すりの使用は，補助具の使用として扱う。見守りで車椅子へ移乗できるため，監視の5点と採点する。

⑩ トイレ：5点　見守りで手すりを持って立位になることはできるため，便座に移乗していると判断し，監視の5点と採点する。

⑪ 浴槽移乗：5点　入浴動作は訓練においては行っているが，日常生活ではシャ

ワー浴を行っている。浴槽移乗は行っていないため，シャワーチェアへの移乗によって評価する。見守りで移乗することができるため，監視の5点と採点する。

⑫歩行・車椅子：歩行3点・車椅子6点　歩行距離は200mで，介助量は腋窩を把持しているため，中等度介助の3点と採点する。車椅子では，病棟内自走可能のため，修正自立の6点と採点する。移動は，最終的に頻度の多い方で採点するが，この時点では両方記録しておくとよい。

⑬階段：1点　階段は，訓練場面での能力を評価してもよいこととなっている。しかし，訓練場面でも実施していないため，全介助の1点と採点する。

■コミュニケーション

⑭理解：3点　起床時の更衣，日中の排泄時の会話，夫との面会の様子などから，複雑・抽象的な内容の理解は困難であると推測される。基本的欲求のみの理解は，5点以下である。会話の内容から判断するが，「パジャマ，着替える？着替え」，「これ，貼って。貼るのよ」，「おしっこ，行くの？」など，ゆっくりと話したり，繰り返すことで強調したり，短い語句で話しているため，中等度介助の3点と採点する。

⑮表出：2点　複雑・抽象的な内容は「理解」の採点と同様で，困難であると推測される。基本的欲求に関する会話の内容から，「つけて」，「行く」，「きて」と単語で話すことが主体である。質問に対して文章で答えることはなく，問いかけに頷いて答えることからも，最大介助の2点と採点する。

⑯社会的交流：7点　食後，デイルームで他の患者の話を聴く，他の患者の用件をスタッフに伝えにくることなどから，スタッフや他の患者と適切に交流できている。積極的に話すことがないのは，迷惑行為ではない。したがって，自立の7点と採点する。

⑰問題解決：5点　薬の管理はスタッフが行っており，金銭管理も行っていないことから，複雑な問題の解決はできないと判断される。日常の簡単な問題で評価をする場合には5点以下となる。ブラシの片づけを依頼でき，歯磨きの際や排泄時にスタッフを呼ぶことができることなどから，日常の問題解決ができていると考え，5点と採点する。

⑱記憶：7点　①日常行うこと（日課）を覚えている，②よく出会う人がわかる，③他人の依頼を実行する，という3つの内容で判断する。毎日の訓練時間に遅れることがなく，訓練時間の20分前に排泄を済ませることができる。病棟での歩行訓練の時間も把握している。歩行訓練の担当看護師を覚えている。訓練時間を書いた用紙を車椅子の左側のアームレストに貼るという依頼も実行できる。

以上の点から，記憶には問題がないと判断し，自立の 7 点と採点する。

[合計：70 / 126 点]

◪ 採点のポイント

　F さんは，全介助状態で転入院した患者であるが，夫の献身的な協力と本人の努力で ADL 向上が見込める患者であった。セルフケアの能力は，実際の病棟生活の中での「している ADL」と訓練室での「できる ADL」との間に明らかな差があった。また，日内変動も認められる患者であった。このような場合，平均点を採用するのか，低い方の点によって評価するのか，項目ごとに明確に区分しなければならない。この点について，誤解のないように評価することがポイントである。

　また，認知項目の評価では，失語症に留意する必要がある。F さんの場合，単語レベルの表出でコミュニケーションをとっているため，それぞれの場面で対応するスタッフの関わり方で採点が大きく異なる可能性がある。採点基準に振り返って評価することが重要なポイントである。

患者 **7** 67歳，男性（脳梗塞）

■ 本患者の背景

　Gさん（67歳，男性）は，5カ月前に自宅で突然に右片麻痺と失語症を呈し，救急病院に搬送された。MRIで左中大脳動脈領域の広範な脳梗塞と診断され，2週間の保存的加療の後に当院の回復期リハビリテーション病棟に転院となった。当院入院時は重度の右片麻痺（SIAS：上肢0，0，下肢2，2，0）と失語症が残存し，車椅子全介助の状態であった。

■ 発症5カ月目，退院調整中の様子

　右片麻痺（SIAS：上肢1，0，下肢3，2，0）が残存し，感覚は脱失に近い状態であるが，体幹筋力は保たれている。失語症は，中等度の混合性失語症である。

　家族によると，性格はもともと頑固で，他者との交流は好まないとのことである。入院してからも数人のリハビリテーションスタッフのことを嫌い，訓練時に誘いに行っても閉眼したままで無視することもある。その結果，10回に1回は訓練ができない。治療計画の際には家族とともに面談に同席しているが，失語症のために，退院後のサービス計画など長文の理解が必要な話になると，閉眼して反応がなくなることがある。「家に帰りたいですか？家です？」のように強い口調で尋ねると頷き，理解している様子をみせる。自発語は少なく，自分の意思表示は首振りによってイエス・ノーを示す，もしくは単語での発話に限られている。

　ベッド臥床を好み，自ら食事の時間に起きてくることはない。食事の際に病棟スタッフが声をかけると，嫌がることもなく，自分で起き上がろうとする。しかし，右手の管理ができないためにうまく寝返ることができず，右手を腹部の上に乗せる介助が必要である。靴は，左足については自分で履くことができる。ベッドから車椅子への移乗は，見守りで行うことができる。車椅子からベッドに移乗する場合も同様である。自分からナースコールを押すことはできないが，1日のうち4回は人が通りかかったときに手を上げて呼ぶことができる。しかし，1回は自分でベッドに移ろうとして，危険なことがある。

　食事は，減塩食・米飯を左手でスプーンを使用して摂取できるが，右頬の内側に残留することがあり，時々声をかける必要がある。また，口に詰め込み過ぎる傾向

があるため，あらかじめ，看護師が一口大にカットしている。

　洗面の際には，濡れたタオルを手渡せば，顔を拭くことができる。歯は自分で磨くことができるが，右半分は磨き残しがあるため，介助が必要である。ひげ剃りは，促せば自分で行うことができている。整髪もブラシを手渡せば，自分で整えることができる。

　着替えは，かぶり服の右側の袖のみを介助すれば着ることができ，ズボンやパンツは両足を通す介助をすれば，自分で引き上げることができる。靴下は，すべて介助によって履いている。右短下肢装具は全介助で装着している。

　内服は看護師が管理しており，食事前に一包化された袋をカットして渡しておいても，2回に1回は飲み忘れるため，内服を確認する必要がある。担当の療法士や病棟の看護師の顔は覚えている。

　日中3回に1回程度はジェスチャーで尿意を伝えてトイレで排尿できるが，その他は失禁の状態である。夜間はまったく起きないため，高吸収のテープ型の紙オムツを使用している。尿はオムツ内に収まってはいるものの，自分から交換を頼むことはない。排便に関しては緩下剤を使用し，2回に1回はトイレで排便できている。あとの1回は便失禁となる。排便回数は，週に2回程度である。トイレでは，見守りで乗り移る動作は可能である。お尻を自分で拭こうとしないため，介助して拭いている。ズボンの上げ下げや，使用しているパッドの交換は介助によって行っている。手洗いは，左手は自分で洗うことができるが，右手を自分で洗おうとしないため，介助で洗っている。

　車椅子は自分で駆動でき，廊下は曲がることができる。しかし，食堂のテーブルを曲がるときには，狭いため他の患者の車椅子にぶつかることがあり，誘導を必要とする。廊下であれば，50 m以上を自分で駆動することができる。食堂へは看護師に付き添ってもらって歩いて行くが，短下肢装具とT字杖を使用して，手を添える程度の介助で30 m程は歩行可能である。しかし，意欲が伴わないと歩こうとしないため，自宅では退院後も車椅子を使用する予定としている。

　自宅の玄関には約10 cmの段差が2段あるため，訓練室では20 cmの高さがある4段の階段を使用して練習している。その階段では，手すりを持って見守りで昇ることができるが，降りるときには腋下を支える介助が必要である。

　入浴はもともと浴槽に入る習慣がなく，車椅子で進入してシャワーチェアに自分で移乗している。移乗時には勢いをつけて座るため，シャワーチェアをおさえている必要がある。シャワーチェアに座った状態であれば，右上肢と胸腹部のみは自分で洗うことができ，タオルを渡せばその部位は拭くこともできている。

◪ 採点結果

■セルフケア

① 食事：5点　塩分制限やスプーンの使用は，減点の対象ではない。看護師が一口大にカットしているため，準備の5点となる。右頬に食事が残留することがあり，声かけをしているので，監視の5点である。以上から，5点と採点する。

② 整容：4点　整容は5項目で採点するが，介助を要する項目があるため，自立度の平均値を算出する。洗顔は，濡れたタオルを手渡せば顔を拭くことができるので準備となり，自立度は100％である。口腔ケアは，左側の歯は自分で磨くことができるので，自立度は50％である。ひげ剃りと整髪も準備で，自立度は100％である。手洗いは，右手のみ介助であるため，自立度は50％である。以上から，（100％＋50％＋100％＋100％＋50％）÷5＝80％となり，75％以上の4点と採点する。

③ 清拭（入浴）：2点　身体の10カ所のうち，右上肢，胸部，腹部の3カ所を洗うことができているため，自立度は30％である。25％以上50％未満の2点と採点する。

④ 更衣（上半身）：4点　右袖を通す介助を行えば，左袖を通し，頭からかぶり，引き下ろす動作は自分でできている。4動作中3動作が自立しているので，75％以上の4点と採点する。

⑤ 更衣（下半身）：2点　ズボンとパンツは，両側の下肢を通す介助をすれば，引き上げることができるので，3動作中1動作が自立しており，それぞれ約33％となる。靴下は，両足とも介助のため0％である。靴は，左側のみを自分で履けるので50％となる。以上から（33％＋33％＋0％＋50％）÷4＝29％となり，25％以上50％未満の2点と採点する。

⑥ トイレ動作：1点　ズボンの上げ下ろしや，お尻を拭くことは介助で行っている。トイレ動作のうち自分で行っている内容がないため，全介助である。オムツ内に失禁した場合も自分で取り替えられないので，この点からも1点と採点する。

■排泄コントロール

⑦ 排尿管理：1点　日中は，3回に1回はトイレで排泄できているので，自立度は33％である。25％以上50％未満の2点に相当する。夜間は，ほぼ失禁であるが，紙オムツ内にとどまっているため，失敗ではない。ただし，介助量としては自分で取り換えができず，オムツ交換も依頼できないため，全介助の1点である。日中と夜間の失敗や介助量が異なる場合は，低い方の点数となるため，1点と採点

する。

⑧排便管理：3点　排便は週に2回あり，2回に1回はトイレで排便できている。つまり，失敗は週に1回であるので，3点となる。緩下剤の使用は6点であるが，低い方の3点と採点する。

■移　乗

⑨ベッド・椅子・車椅子：4点　車椅子に乗り移る動作は，監視で可能である。起居時に，右手を腹部の上に乗せることを介助しているので，最小介助である。ベッドからの起き上がりについても，副動作として評価対象である。したがって，最小介助の4点と採点する。

⑩トイレ：5点　移乗は監視にて可能であるため，5点と採点する。

⑪浴槽・シャワー：4点　浴槽は使用していないので，シャワーチェアへの移乗を評価する。移乗動作自体は介助なしで可能である。しかし，シャワーチェアをおさえることも最小介助とされているため，4点と採点する。

■移　動

⑫歩行・車椅子：4点　手を添える介助で30mを歩行しているが，50m以上は歩いていない。そのため，歩行を採用すれば2点である。車椅子では，食堂のテーブルを曲がるときのみ介助を要しているが，50m以上は移動できているため，最小介助の4点である。移動は主として行っている方を採用するが，この症例では，退院後も移動手段は車椅子を予定している。主な移動手段の車椅子で評価するとして，4点と採点する。

⑬階段：2点　階段は，訓練場面での能力を評価してもよいこととなっている。この症例の場合は，4〜6段を評価とする。昇段は監視であるが，自立または修正自立ではないため，2点に相当する。降段は腋下を支えているので，自立度は50％以上75％未満である。4分の1以上を患者が行うことができれば2点である。階段は往復動作で低い方を採用するが，昇段と降段の点数が同じであるため，2点と採点する。

■コミュニケーション

⑭理解：3点　まず，複雑な内容の理解はできないことから，5点以下である。簡単な内容も長文での理解は困難であり，「家に帰りたいですか？」だけではなく，「家です？」などの強調した句を使用している。そのため，3点と採点する。

⑮表出：2点　自分の意思表示は，ジェスチャーや単語の発話のみである。尿意もジェスチャーでの表出である。そのため，2点と採点する。

■社会的認知

⑯社会的交流：5点　頑固で他者との交流を好まないのみであれば，減点の対象とはならない。しかし，訓練を拒否するという行為は，迷惑をかけていると判断される。訓練拒否は10回に1回であるため，10回に9回は拒否なくできていることになる。自立度は90％以上であるため，5点と採点する。自ら食事の時間に起きてくることはないという行為は，食事を嫌がっているわけではなく時間を覚えていないためであり，訓練拒否とは内容が異なる。退院後のサービス計画において，閉眼して反応がなくなることがあるという行為も，理解ができないためであり，迷惑をかけようとしているものではない。

⑰問題解決：4点　内服管理は複雑な問題と考えられているので，看護師が管理しても5点までしか下がらないこととなっている。ナースコールを押さない場合であっても，手を挙げて呼ぶことができれば，問題解決の減点対象ではない。この症例では，手を挙げて呼ばずに，自分で移乗しようとする危険行為が減点対象となる。5回に1回は問題であるということは，5回に4回は問題がないということである。自立度は75％以上90％未満であるため，4点と採点する。

⑱記憶：3点　記憶は，①日常行うことを覚えている（日課），②よく出会う人がわかる，③他人の依頼を実行する，という3つの内容で判断する。食事の時間を把握していないことから，日課は覚えていない。担当の療法士や看護師など，よく会う人は認識している。内服の依頼に関しては，2回に1回，飲み忘れることがある。以上から，自立度は（0％＋100％＋50％）÷3＝50％となり，50％以上75％未満であるため，3点と採点する。

[合計：58 / 126点]

採点のポイント

　右片麻痺によって，介助が必要な範囲を把握することが重要である。また，失語症やもともとの性格によるものを識別し，介助が必要な範囲を区別する必要がある。回復期リハビリテーション病棟では，普段の生活面において，どれだけ迷惑行為があるか，問題を解決できているかを観察することが求められる。

付 録

付録 1 SIAS 定義まとめ（簡易版）

① 上肢近位テスト＝膝・口テスト
　　(Knee-Mouth Test) *

座位で麻痺側の手部を対側膝上から挙上し，口まで運ぶ。肩は 90° まで外転。そして膝上に戻す。拘縮の存在する場合は可動域内の運動で判断。

　0：まったく動かない
　1：肩のわずかな動きがあるが手部が乳頭
　　　部に届かない
　2：肩肘の共同運動があるが手部が口に届
　　　かない
　3：課題可能（中等度あるいは著明なぎこ
　　　ちなさあり）
　4：課題可能（軽度のぎこちなさあり）
　5：非麻痺側と変わらず（正常）

② 上肢遠位テスト＝手指テスト
　　(Finger-Function Test) *

母指〜小指の順に屈曲，小指〜母指の順に伸展。

　0：まったく動かない
　1：1A ＝わずかな動きがある，または集
　　　　　団屈曲可能
　　　1B ＝集団伸展が可能
　　　1C ＝ごくわずかな分離運動が可能
　2：全指の分離運動可能なるも屈曲伸展が
　　　不十分
　3〜5：Knee-Mouth Test の定義と同一

③ 下肢近位テスト＝股屈曲テスト
　　(Hip-Flexion Test) *

座位にて股関節を 90° より最大屈曲。必要なら座位保持を介助。

　0：まったく動かない
　1：大腿にわずかな動きがあるが足部は床
　　　から離れない
　2：股関節の屈曲運動あり，足部はかろう
　　　じて床より離れるが十分ではない
　3〜5：Knee-Mouth Test の定義と同一

④ 下肢近位テスト＝膝伸展テスト
　　(Knee-Extension Test) *

座位にて膝関節を 90° 屈曲位から十分伸展（－10° 程度まで）させる。必要なら座位保持を介助。

　0：まったく動かない
　1：下腿にわずかな動きがあるが足部は床
　　　から離れない
　2：膝関節の伸展運動あり，足部は床より
　　　離れるが十分ではない
　3〜5：Knee-Mouth Test の定義と同一

⑤ 下肢遠位テスト＝足パット・テスト
　　(Foot-Pat Test) *

座位または臥位。踵部を床につけたまま，足部の背屈運動を強調しながら背屈・底屈を繰り返す。

　0：まったく動かない
　1：わずかな動きがあるが前足部は床から
　　　離れない
　2：背屈運動あり，足部は床より離れるが
　　　十分ではない
　3〜5：Knee-Mouth Test の定義と同一

⑥ 上肢腱反射（上腕二頭筋腱反射および
　　上腕三頭筋腱反射）
⑦ 下肢腱反射（膝蓋腱反射およびアキレ
　　ス腱反射）

深部腱反射は，上肢では上腕二頭筋と上腕三頭筋の腱反射を，下肢では膝蓋腱反射とアキレス腱反射を評価。

　0：二つの腱反射が著明に亢進している，
　　　あるいは容易に手指の屈筋クローヌス，
　　　または足関節クローヌスが誘発される
　　　場合
　1：1A ＝中等度に亢進
　　　1B ＝減弱または消失
　2：軽度亢進
　3：非麻痺側と変わらず（正常）

⑧ 上肢筋緊張
⑨ 下肢筋緊張

上肢では肘関節，下肢では膝関節の他動的屈曲・伸展時の筋緊張を評価。

　0：筋緊張が著明に亢進
　1：1A ＝中等度に亢進
　　　1B ＝低下
　2：軽度亢進
　3：正常

⑩ 上肢触覚
⑪ 下肢触覚

上肢では手掌，下肢では足背の触覚を評価。

　0：触覚脱失
　1：重度あるいは中等度低下
　2：軽度低下，あるいは主観的低下，また
　　　は異常感覚
　3：正常

⑫ 上肢位置覚
⑬ 下肢位置覚

上肢は示指あるいは母指で，下肢は母趾で位置覚を評価。

　0：全可動域の動きもわからない
　1：全可動域の運動で動いていることだけ
　　　はわかる
　2：中等度の動きで方向がわかる
　3：わずかな動きでも方向がわかる

*①〜⑤のテスト（SIAS-M）は 3 回程度繰り返し行うこと

⑭ 上肢関節可動域

他動的肩外転角度を評価。

- 0：60°以下
- 1：60°〜90°以下
- 2：90°〜150°以下
- 3：150°以上

⑮ 下肢関節可動域

膝関節を完全に伸展した状態で，足関節の背屈を評価。

- 0：−10°より小
- 1：−10°〜0°
- 2：0°〜10°
- 3：10°より大

⑯ 疼 痛

脳卒中後に出現する肩関節，手指などの関節痛に加え，視床痛などの中枢性疼痛を含む。脳卒中に直接関連性がない疼痛は除外。

- 0：睡眠を妨げるほどの著しい疼痛
- 1：中等度の疼痛
- 2：加療を要しない程度の疼痛
- 3：疼痛の問題がない

⑰ 腹筋力

車椅子または背もたれ椅子において，45°後傾した姿勢をとらせ，背もたれから両肩を離して，座位をとるように指示。

- 0：座位をとれない
- 1：抵抗がなければ座位をとれる
- 2：軽く胸骨部分を圧迫されても座位をとれる
- 3：かなりの抵抗でも座位をとれる

⑱ 垂直性テスト

座位を維持できるかどうかを評価。

- 0：座位をとれない
- 1：座位にて側方に傾き，指示しても修正できない
- 2：座位にて側方に傾くが，指示すれば垂直に座れる
- 3：正常

⑲ 視空間認知

50 cm の巻尺を被検者の前方約 50 cm に提示し，中央を母指と示指でつまませる。2 回行い，中央よりのずれの大きい値を採用。

- 0：中央からのずれが 15 cm より大
- 1：ずれが 15〜5 cm
- 2：ずれが 5〜2 cm
- 3：ずれが 2 cm より小

⑳ 言語機能

失語症に関して理解面と表出面を評価。

　0：全失語
　1：中等度の失語
　　　1A＝重度感覚性失語症（重度混合性
　　　　　失語症も含む)
　　　1B＝重度運動性失語症
　2：軽度失語症
　3：失語なし

㉑ 非麻痺側大腿四頭筋力

非麻痺側大腿四頭筋力は，通常の MMT
と同様の方法で測定する。

　0：著しく筋力の低下があり，重力に抗し
　　　ない
　1：中等度（MMT4 程度まで）の筋力低下
　2：軽度の筋力低下
　3：正常

㉒ 非麻痺側握力

座位にて肘伸展位で測定。原則として，握
り幅は 5 cm とする。

　0：3 kg より小
　1：3〜10 kg
　2：10〜25 kg
　3：握力 25 kg 以上

　　ここに掲げた項目内容の定義や採点基準は，基礎編の 2 章と同様，『Functional
evaluation of stroke patients』（Springer-Verlag, 1996）の記載内容に準拠している。
ただし，上肢関節可動域については，その後の臨床的観点を考慮し，一部に修正を加え
ている。また，これはあくまで簡易版に過ぎず，公式の定義は基礎編の 2 章「2-3
SIAS の具体的評価方法」（p44〜67）で掲げたものと理解されたい。

氏名　　　　　　　　　　検査日　　年　　月　　日　　　　検者
（右・左）麻痺

	上肢	下肢				
膝・口テスト			0：まったく動かず 課題可能でぎこちなさが 3：中等著明 4：軽度　5：なし	疼痛		0：睡眠を妨げる 2：加療を要しない程度
手指テスト			1A：わずかな集団屈曲 1B：集団伸展 1C：分離一部 2：分離可能屈伸不十分	腹筋力		45°傾斜 0：起きられない 2：軽い抵抗 3：強い抵抗でも
股屈曲テスト			2：足部が床から離れる	垂直性		0：座位不可 2：指示にて垂直
膝伸展テスト			2：足部が床から離れる	視認空間認知 （1回目）	cm	2回測定 患者の左側を基準として，実測値を記載
足パット・テスト				視認空間認知 （2回目）	cm	2回のうち中央からのずれが大きい方でスコアリング
深部腱反射			0：sustained clonus 1A：中等亢進　1B：減弱 2：軽度亢進 3：正常	視空間認知 スコア		15 cm　　5 cm 2 cm 0　　　1　2|3
筋緊張			0：著明亢進 1A：中等亢進　1B：低下 2：軽度亢進 3：正常	言語機能		0：全失語 1A：重度感覚（混合） 1B：重度運動 2：軽度
触覚			0：脱失 1：中等 2：軽度 3：正常	非麻痺側 大腿四頭筋力		0：重力に抗せず 1：中等筋力低下 　　（MMT4程度まで） 2：軽度低下 3：正常
位置覚			0：動き不明 1：方向不明 3：わずかな動きでも可	非麻痺側握力	kg	座位，肘伸展位
関節可動域 （肩 / 足）	°	°	3|150° 2 90° 0|60°	麻痺側握力 スコア		10 kg　25 kg 2　　3 3 kg 0 kg|0
関節可動域スコア （肩 / 足）			10°　　10° 21 3|/0	麻痺側握力	kg	参考 （SIAS項目でない）

付録 3　FIM の評価表

大項目	中項目	小項目	年月日	
1. 運動項目	1) セルフケア	① 食事		
		② 整容		
		③ 清拭（入浴）		
		④ 更衣（上半身）		
		⑤ 更衣（下半身）		
		⑥ トイレ動作		
	2) 排泄コントロール	⑦ 排尿管理		
		⑧ 排便管理		
	3) 移　乗	⑨ ベッド・椅子・車椅子		
		⑩ トイレ		
		⑪ 浴槽・シャワー（浴槽かシャワーか）	（□浴　□シ）	（□浴　□シ）
	4) 移　動	⑫ 歩行・車椅子（主な移動手段）	歩＝ 車＝ （□歩　□車）	歩＝ 車＝ （□歩　□車）
		⑬ 階段		
2. 認知項目	5) コミュニケーション	⑭ 理解*		
		⑮ 表出*		
	6) 社会的認知	⑯ 社会的交流		
		⑰ 問題解決		
		⑱ 記憶		
	合計点			

*⑭の（□聴覚　□視覚），⑮の（□音声　□非音声）は省略した

得　点	運動項目	認知項目
7	自立	自立
6	修正自立（用具の使用，安全性の配慮，時間がかかる）	軽度の困難，または補助具の使用
5	監視・準備	90% 以上している
4	75% 以上，100% 未満している	75% 以上，90% 未満している
3	50% 以上，75% 未満している	50% 以上，75% 未満している
2	25% 以上，50% 未満している	25% 以上，50% 未満している
1	25% 未満しかしていない	25% 未満しかしていない

大項目	中項目	小項目	年月日	
			2012. 10. 1	2012. 10. 15
1. 運動項目	1）セルフケア	① 食事	5	
		② 整容	3	
		③ 清拭（入浴）	1	
		④ 更衣（上半身）	2	
		⑤ 更衣（下半身）	2	
		⑥ トイレ動作	2	
	2）排泄コントロール	⑦ 排尿管理	4	
		⑧ 排便管理	4	
	3）移　乗	⑨ ベッド・椅子・車椅子	2	
		⑩ トイレ	2	
		⑪ 浴槽・シャワー（浴槽かシャワーか）	1 （□浴 ☑シ）	（□浴 □シ）
	4）移　動	⑫ 歩行・車椅子（主な移動手段）	歩＝1 車＝1 （□歩 ☑車）	歩＝ 車＝ （□歩 □車）
		⑬ 階段	1	
2. 認知項目	5）コミュニケーション	⑭ 理解*	6	
		⑮ 表出*	5	
	6）社会的認知	⑯ 社会的交流	6	
		⑰ 問題解決	4	
		⑱ 記憶	4	
	合計点		56	

*⑭の（□聴覚　□視覚），⑮の（□音声　□非音声）は省略した

記入のコツ

・経時的に採点していく（間隔は各施設の事情による）。
・歩行・車椅子は両方記録しておくと便利である（主な移動手段も記載するとよい）。
・同様に，浴槽移乗が浴槽での採点なのか，シャワー椅子での採点なのかもわかった方が解釈しやすい。

《実践リハビリテーション・シリーズ》

脳卒中の機能評価 ― SIAS と FIM［応用編］

2020 年 5 月 20 日　第 1 版第 1 刷発行
2021 年 10 月 1 日　　　　第 2 刷発行

編　集　　千野 直一／椿原 彰夫／園田 茂
　　　　　道免 和久／山田 深／大高 洋平

発行者　　福村 直樹

発行所　　金原出版株式会社

　　　　　〒113-0034 東京都文京区湯島 2-31-14

　　　　　電話　編集(03)3811-7162
　　　　　　　　営業(03)3811-7184
　　　　　FAX　　(03)3813-0288　　　　　　© 2020
　　　　　振替口座 00120-4-151494　　　　　検印省略
　　　　　http://www.kanehara-shuppan.co.jp/　Printed in Japan

ISBN 978-4-307-75059-2　　　　　　　　印刷・製本／永和印刷